Diario saludable desde la psiconutrición

VERGARA

Diario saludable desde la psiconutrición

Tus primeros pasos para un cambio de hábitos

Cristina Andrades
y Griselda Herrero

VERGARA

Papel certificado por el Forest Stewardship Council*

MIXTO
Papel procedente de fuentes responsables
FSC® C117695

Primera edición: marzo de 2020

Printed in Spain – Impreso en España

ISBN: 978-84-17664-94-7
Depósito legal: B-552-2020

Compuesto por Marta Dansa

Impreso en Gómez Aparicio, S.A.
Casarrubuelos, Madrid

VE 6 4 9 4 7

Penguin
Random House
Grupo Editorial

ÍNDICE

Las emociones son el motor de nuestra vida, juegan un papel importante en nuestras elecciones alimentarias y participan de forma activa en el cambio de hábitos.

#Psiconutrición

INTRODUCCIÓN:

PARA QUÉ SIRVE ESTA GUÍA

Si has decidido comprarte esta guía es porque te preocupa tu salud. Enhorabuena, estás en el camino correcto. Sin embargo, debes saber que esto no deja de ser, como su propio nombre indica, una «guía» y, como tal, es una forma de acompañarte en el camino. Aquí encontrarás reflexiones, podrás resolver muchas dudas y hallarás buena parte de lo que necesitas saber. Pero, ante cualquier signo de alerta por una dificultad mayor, o si al avanzar en el camino te surgen otras cuestiones que no logras resolver, debes acudir a un equipo de profesionales sanitarios para que te ayuden a solucionarlas.

A través de estas páginas caminarás hacia un cambio que te permitirá ir descubriendo, poco a poco, los pasos necesarios para llegar a tener una vida saludable desde la alimentación, la actividad física, la gestión emocional, el estado de ánimo, el descanso, la cocina y, en general, el disfrute de todo lo que hagas. Todos estos aspectos son fundamentales para gozar de una buena salud.

Esta guía es un recorrido en el que te acompañamos para que comprendas dónde estás y dónde quieres llegar, para ofrecerte herramientas y conocer mejor lo que incluimos en nuestra cesta de la compra y lo que comemos, para que identifiques tus miedos y tus bloqueos, para ayudarte a descubrir tus motivaciones y tus capacidades. En definitiva, esta guía es un camino hacia la salud en su sentido más amplio.

«Dar el primer paso y querer mejorar tu salud es la mayor de tus fortalezas para alcanzar tus objetivos.»

COMENZAMOS:

LO QUE NECESITAS SABER

EL CAMBIO DE HÁBITOS

FASES DEL CAMBIO DE HÁBITOS

Realizar un cambio de hábitos no es tarea sencilla, de hecho, para cambiar un hábito no basta con repetirlo durante 21 días sino al menos 6 meses; y además no podemos olvidar que cada persona dispone de unas circunstancias distintas y los tiempos y necesidades se ven afectados por estas. Antes de empezar, es importante conocer las fases de cualquier proceso de cambio (o de aprendizaje). Según Prochaska y DiClemente, en su Teoría Transteórica del cambio, de 1982, **existen 5 fases en el proceso de cambio:**

- **Fase de Precontemplación.** No somos conscientes del problema.
- **Fase de Contemplación.** Empezamos a cuestionarnos la necesidad de cambiar, nos lo planteamos.
- **Fase de Preparación.** Nos preparamos para dar el paso y empezar a hacer cambios.
- **Fase de Acción.** Comenzamos a poner en práctica el nuevo hábito.
- **Fase de Mantenimiento.** Se consolida el proceso.

Estas fases van en consonancia con las fases del proceso de aprendizaje según Maslow:

- **Incompetencia inconsciente.** No sabes cocinar, ni lo que es una sartén!
- **Incompetencia consciente.** Aparece la toma de consciencia del problema: no sabes cocinar pero sabes que necesitas aprender.
- **Competencia consciente.** Es la fase de aprendizaje. Ya sabes cocinar, pero te cuesta organizarte, saber cómo mezclar los alimentos, etc. Necesitas estar muy concentrado para ello.
- **Competencia inconsciente.** Lo haces de forma automática. Sabes cocinar, no necesitas prestar todos tus sentidos en ello, incluso puedes escuchar música mientras tanto.

EL CAMBIO DE HÁBITOS

Realizar un viaje hacia la salud requiere cierto esfuerzo y trabajo.

¿Qué necesitas para hacer un cambio?

1. **Plantearte un objetivo que debe ser RETADOR:**

Realista
En positivo
Temporalizable
Alcanzable
Depende de ti
Observable
Relevante

2. **Huir de las prohibiciones.**

3. **Hacerlo de forma progresiva, a tu ritmo.**

«Realiza pequeños cambios de forma progresiva si quieres lograr resultados nuevos y diferentes.»

¿Cuál es tu objetivo?

¿Es RETADOR?

* Anota si cumple las premisas del punto 1, y si no es así, modifícalo hasta conseguirlo.
* Recuerda que no debe implicar ninguna prohibición.

ANALIZANDO EL OBJETIVO

Saber cuál es tu objetivo y cómo llegar hasta él te ayudará a conseguirlo.

1. Cuál es tu objetivo final

Indica el objetivo final al que quieres llegar con el cambio de hábitos y los objetivos intermedios. ¿Son estos objetivos RETADORES?

2. Para qué quieres cambiar tus hábitos

Esta respuesta te va a indicar cuál es tu motivación.

3. Qué aspectos influyen en tu decisión de cambiar

Indica qué te mueve a conseguir tu objetivo.

4. Con qué entorno cuentas

Especifica qué personas o situaciones te pueden ayudar en el proceso de cambio de hábitos.

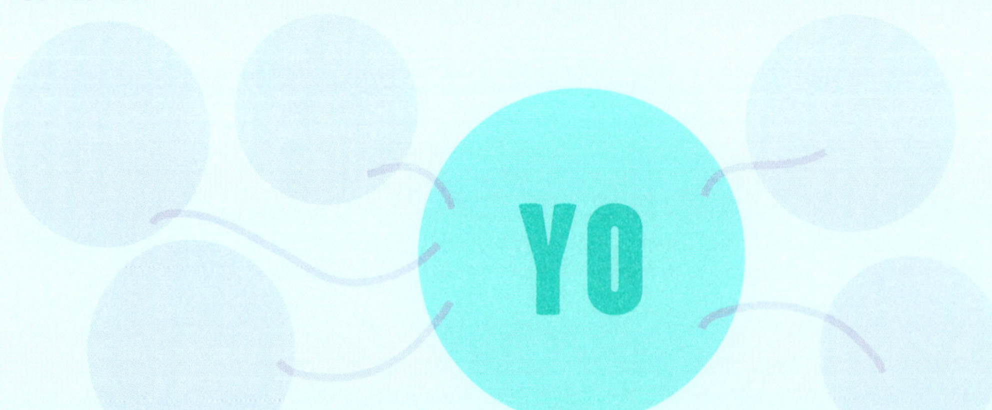

5. Dónde estoy y hacia dónde voy

Este es el camino hacia tu objetivo. Describe en qué momento personal te encuentras actualmente y dónde quieres llegar.

PROS Y CONTRAS DEL CAMBIO DE HÁBITOS

En el camino puedes encontrarte gratificaciones y, a la vez, situaciones que requieren de un esfuerzo. ¿Cuáles son los pros y los contras que crees que encontrarás a lo largo de este recorrido?

Tip | *Conocer los «contras» o las dificultades te ayudará a prevenir y a estar preparado/a para afrontar las situaciones adversas. Además, podrás valorar tu motivación para el cambio analizando los pros y los contras.*

PROS	CONTRAS

EL AHORA Y EL FUTURO

¿Cuántas veces nos bloqueamos al anticiparnos constantemente al futuro? Avanzamos tanto con nuestra mente que nos impide centrarnos en el presente y en cómo nos sentimos. **Te invitamos a realizar una reflexión:**

PRESENTE

FUTURO

Describe cómo te encuentras en el presente (física y emocionalmente)

¿Qué cosas te gustaría tener presentes en el futuro?

¿Qué te ha parecido imaginarte en el futuro? Quizá has sido demasiado exigente contigo mismo/a. Por lo general, visualizamos el futuro con cambios radicales que poco nos ayudan a conseguir nuestros objetivos. ¿Y si cambiamos la pregunta? Sería más adecuado preguntarnos: ¿Qué pasos tendría que dar para lograr los cambios que quiero realizar? ¿Qué paso es el que me resulta más sencillo y por el que puedo comenzar?

Por ejemplo: Quisiera introducir el deporte en mi rutina. Puedo visualizarme dentro de un año siendo una gran deportista y corriendo maratones de larga duración (algo muy lejano, que me puede frustrar). Para ello es más adecuado trazar pequeños pasos: comenzar con una rutina ligera de paseos por el parque, visitar y conocer a un profesional del deporte que pueda ayudarme, introducir pequeños hábitos que no supongan un gran agotamiento físico y mental...

A veces, los cambios que nos gustaría lograr los centramos exclusivamente en cambios físicos, olvidando que los pasitos que vamos dando no están destinados a «cambiar nuestro físico» sino a mejorar nuestra salud. Tu cuerpo, ese que te acompaña, te permite vivir, y esa es su mayor virtud.

MIS RESPONSABILIDADES

Comenzar a cuidar nuestra salud requiere que asumamos ciertas responsabilidades. Elige una foto tuya y pégala en el espacio habilitado más abajo. Anota las responsabilidades que asumirás para poder recorrer el camino hacia el cambio de hábitos, y las habilidades y limitaciones que crees que te acompañarán. Procura ser flexible y realista en tus responsabilidades, así como tener presente la idea de que las exigencias solo nos acercan a la frustración.

Tip

Lo que creemos que son «defectos» o limitaciones también pueden convertirse en habilidades según la situación en que nos encontremos; por eso es importante no rechazarlos ni ocultarlos sino conocerlos y adaptarlos.

ESCÁNER CORPORAL

MI ANALÍTICA

Es importante hacerse analíticas de sangre al menos una vez al año para controlar que todo va bien. Pídele a tu médico de cabecera que te la programe.

Fecha

	Parámetros	Resultados	Valores normales
Hemograma	Hematíes		4,5-5,9 millones/mm³ H* 4-5,2 millones/mm³ M**
	Hemoglobina (Hb)		13,5-17,5 g/dl H* 12-16 g/dl M**
	Hematocrito (Hto)		41-53% H* 36-46% M**
	VCM (Volumen Corpuscular Medio)		88-100 fl
	HCM (Hemoglobina Corpuscular Media)		27-33 pc
	Linfocitos		1.300-4.000/mL
	Leucocitos		4.500-11.500 mL
	Neutrófilos		2.000-7.500/mL
	Eosinófilos		50-500/mL
	Plaquetas		150.000-400.000/mm³
	VSG (Velocidad de Sedimentación)		0-10 mm/h H* 0-20 mm/h M**
Bioquímica	Glucosa		70-110 mg/dl
	Urea		0,6-1,5 mg/dl
	Ácido úrico		2-7 mg/dl
	Creatinina		70-110 ml/min
	Colesterol		120-200 mg/dl
	HDL		42-90 mg/dl
	LDL		0-160 mg/dl
	Triglicéridos		30-280 mg/dl H* 30-220 mg/dl M**
	Transaminasas:		
	GOT / AST		7-40 unidades/litro
	GPT / ALT		5-43 unidades/litro
	GGT		12-55 unidades/litro
	Fosfatasa alcalina		89-280 unidades/litro
	Calcio		8,5-10,5 mg/dl
	Hierro		50-150 mg/dl
	Potasio		3,5-4,5 mmol/litro
	Sodio		135-145 mmol/litro
	Bilirrubina		0,2-1 mg/dl
	Ferratinina		10-225 ng/ml
Hormonas	T4 Total		4,87-11,72 ug/dl
	T3 Total		0,58-1,59 ug/dl
	TSH		0,35-4,94 uUI/ml
	Otras		

MOVERSE ES SALUD: BENEFICIOS DE REALIZAR ACTIVIDAD FÍSICA

- **Favorece el desarrollo pulmonar y cardíaco**, mejorando la capacidad de respuesta.
- **Tonifica** la musculatura y aumenta su volumen, favoreciendo la agilidad y resistencia.
- Favorece la oxidación de las grasas y el mantenimiento de niveles de azúcares en sangre, **mejorando el colesterol y la diabetes**, respectivamente.
- **Previene la osteoporosis y la descalcificación ósea**, dado que fortalece los músculos, los tendones, los ligamentos y las articulaciones, aumentando la densidad y retrasando la pérdida de masa ósea.
- **Reduce el porcentaje de grasa corporal**, así ayuda a prevenir el sobrepeso y la obesidad.
- **Disminuye el riesgo de enfermedades cardíacas**.
- **Mejora el tránsito intestinal**, favoreciendo la motilidad gastrointestinal y evitando la acumulación de gases.
- **Reduce el riesgo de enfermedades crónicas** como el cáncer (tanto si la actividad física es moderada como si es intensa).
- **Mejora el estado de ánimo y el bienestar emocional** al liberar endorfina, serotonina, dopamina y noradrenalina. Por lo que reduce la ansiedad, el estrés y la depresión, mejora la autoestima y regula el sueño.
- **Disminuye el riesgo de demencia** en las personas de avanzada edad.
- **Fomenta la sociabilidad** y la integración social.
- En edad infantil y en la adolescencia **contribuye al desarrollo integral de la persona**, a la mineralización ósea, a la maduración del sistema nervioso motor y al rendimiento escolar.
- **Favorece el autocuidado** (si es una actividad placentera para ti), ya que es un espacio que reservamos en la rutina del día para nosotros mismos.

¿Sabías que...?

- *Las personas activas tienen el doble de probabilidades de evitar la muerte prematura o una enfermedad grave.*
- *Realizar actividad física de forma habitual mejora la claridad y reparación emocional.*
- *La OMS recomienda realizar como mínimo 150 minutos de actividad física aeróbica de intensidad moderada (o bien 75 minutos de actividad vigorosa) cada semana, practicada en sesiones de al menos 10 minutos cada una. Y, dos veces a la semana, realizar actividades de fortalecimiento muscular.*

CUÁNTO Y CÓMO ME MUEVO

Indica qué actividades realizas en el día a día, así como el tiempo (minutos) que dedicas a cada una de ellas.

	Sofá	Hogar	PC	Escaleras	Andar	Correr	Gym	Natación	Otros
Lunes									
Martes									
Miércoles									
Jueves									
Viernes									
Sábado									
Domingo									

Tip

El camino se recorre poco a poco. No olvides incorporar pequeñas acciones en el día a día que te ayudarán a tener una vida más activa: subir y bajar escaleras, apearte una parada antes del autobús y seguir andando, aparcar el coche un poco más lejos... y, sobre todo, ¡disfrutar con ello!

ESCALA DEL ESFUERZO

Indica, cada vez que realices una actividad física o un deporte, en qué nivel de esfuerzo te encuentras. A medida que practiques más ejercicio, verás que necesitas menos esfuerzo.

Escala del esfuerzo percibido

(Adaptado de Borg G., 1998.)

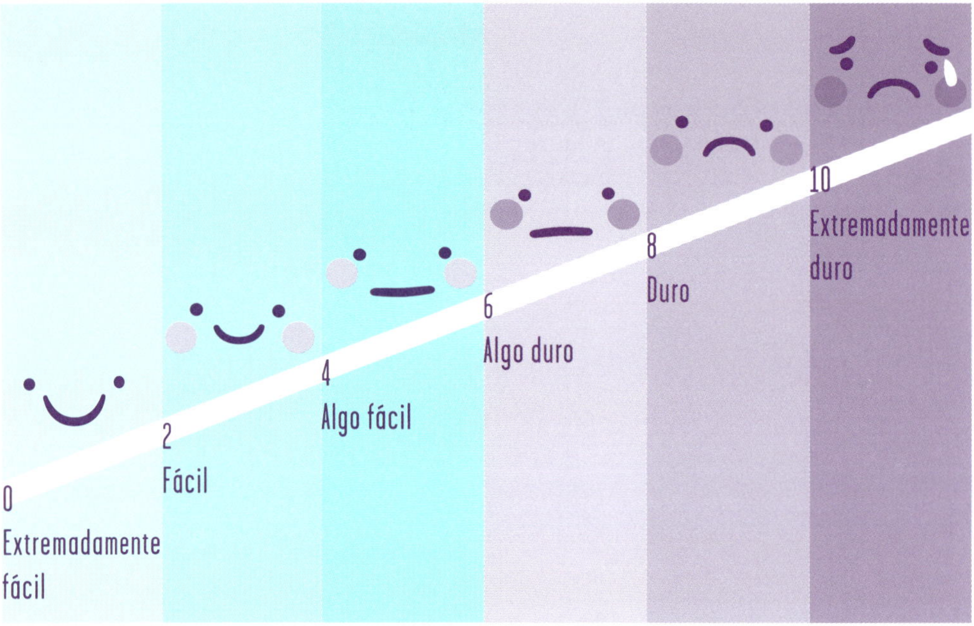

La velocidad a la que debes andar tiene que ser lo suficientemente alta como para que te dificulte hablar mientras caminas.

Recuerda que, antes de comenzar a incorporar el ejercicio en tu día a día, debes acudir a un profesional de la actividad física que pueda orientarte y acompañarte.

¿Sabías que...?

Estirar el cuerpo te permite conectar con la sensación de bienestar, activándola.

Te animamos a estirarte, respirar hondo y no fruncir el ceño.

CÓMO FUNCIONAN MI CUERPO Y MI MENTE

Anota los siguientes valores:

Frecuencia cardíaca:	Tensión arterial:

¿Sabías que...?

La frecuencia cardíaca (FC) es el número de veces que se contrae el corazón en un minuto. La FC normal en reposo oscila entre 50 y 100 pulsaciones, aunque los niños tienen una mayor frecuencia de latido, que se hace estable después de los 20 años. La FC puede variar a lo largo del día y en función de los estímulos (ejercicio físico).

Cómo calcular la FC máxima (es la frecuencia que tu corazón no debería superar):

FCmáx = 220 – edad

Tu FCmáx es = 220 – (   ) = (   )

Por otro lado, hablemos de cómo te sientes en este momento:

	1	2	3	4	5
¿Cuál es mi grado de motivación?:					
¿Cuál es mi predisposición al cambio?:					

Mi manera de afrontar los retos en general es:

CÓMO COMO

¿Qué te parecería hacer un registro de cómo te alimentas durante 4 días, donde al menos uno de ellos sea del fin de semana?

Además de lo que comes, anota:

- Humor, donde 0 es muy malo y 10 es muy bueno.
- Actividad física. Tiempo que hayas estado activo (andar, subir escaleras, ejercicio).
- Sueño. Horas de descanso, y si este ha sido reparador.
- Hambre. Cómo de lleno o vacío sientes el estómago antes de comer. Marca 1 si no sientes hambre (estómago lleno) o 5 si te comerías la nevera entera (estómago vacío).
- Saciedad. Cómo de lleno o vacío sientes el estómago después de comer. Marca 1 si no sientes saciedad (estómago vacío) o 5 si te sientes extremadamente saciado (estómago lleno).
- Los niveles de hambre y saciedad deben estar equilibrados, es decir, que si has comido suficiente debes sentir saciedad, y viceversa. Si detectas que algo no funciona como crees, acude a un profesional de la nutrición para que te ayude a identificar correctamente las sensaciones de hambre y saciedad y a evaluar si todo va bien.

Tip

Recuerda, es solo un registro. No tengas miedo ni te sientas juzgado/a al anotar tus comidas. Esta actividad te ayudará a conocerte mejor, así como a analizar diferentes aspectos de tu día a día.

DÍA 1:	Alimentos	Humor 0-10	Actividad Física 0-120'	Sueño 0-12h	Hambre 1-5	Saciedad 1-5
Desayuno						
Media mañana						
Almuerzo						
Merienda						
Cena						
Otros						

DÍA 2:	Alimentos	Humor 0-10	Actividad Física 0-120'	Sueño 0-12h	Hambre 1-5	Saciedad 1-5
Desayuno						
Media mañana						
Almuerzo						
Merienda						
Cena						
Otros						

DÍA 3:	Alimentos	Humor 0-10	Actividad Física 0-120'	Sueño 0-12h	Hambre 1-5	Saciedad 1-5
Desayuno						
Media mañana						
Almuerzo						
Merienda						
Cena						
Otros						

DÍA 4:	Alimentos	Humor 0-10	Actividad Física 0-120'	Sueño 0-12h	Hambre 1-5	Saciedad 1-5
Desayuno						
Media mañana						
Almuerzo						
Merienda						
Cena						
Otros						

REGISTRO DE EMOCIONES

Las emociones forman parte de nuestro día a día, tanto las que llamamos «positivas» como las que llamamos «negativas». Todas y cada una de ellas nos permiten dar significado a lo que nos ocurre y relacionarnos con nosotros mismos y con nuestro entorno.

Te proponemos que registres durante una semana cómo te encuentras emocionalmente. No te preocupes si simplemente anotas tus pensamientos, lo importante es que comiences a prestar atención a tu interior. Si identificas una dificultad para hablar sobre tu mundo emocional, no dudes en buscar ayuda en un profesional de la psicología.

Tip | *Recuerda que las emociones llamadas «negativas» son importantes y necesarias, ya que forman parte de nuestro mundo emocional. A veces luchamos contra ellas, ocasionando mayores malestares que si las escucháramos.*

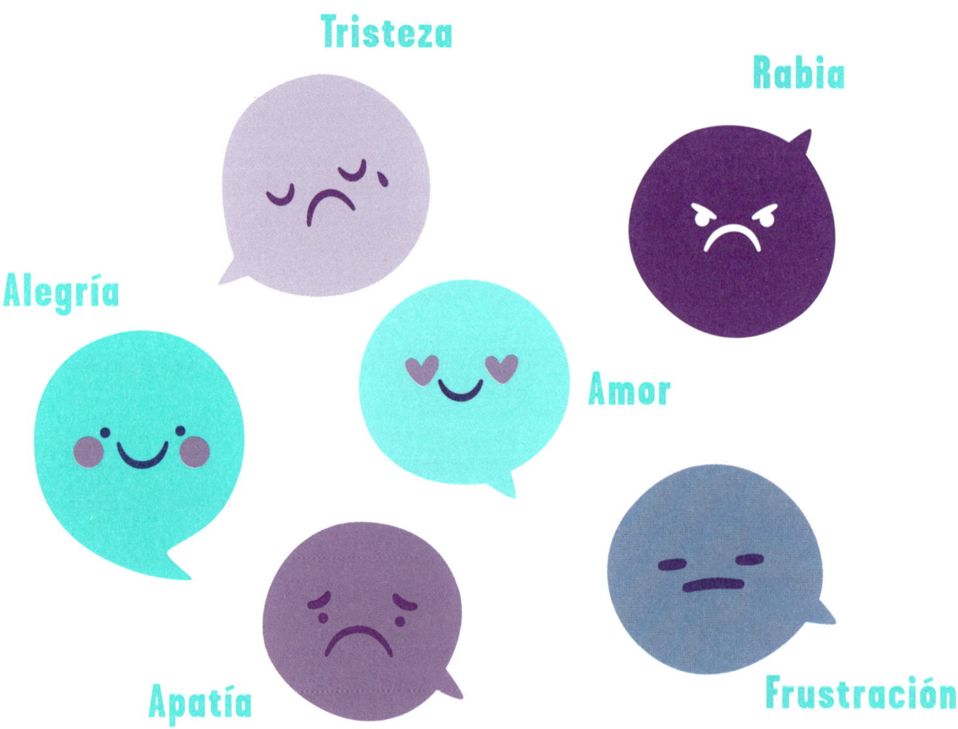

	La emoción que más ha destacado...	Resumiría mi día...
Lunes		
Martes		
Miércoles		
Jueves		
Viernes		
Sábado		
Domingo		

MI ACTIVIDAD GASTROINTESTINAL

Analiza tus hábitos cuando vas al baño.

Voy a diario	SÍ	NO
Las heces son muy duras	SÍ	NO
Las heces son muy blandas	SÍ	NO
Tengo dolor al defecar	SÍ	NO
Hay sangrado	SÍ	NO
Tengo hemorroides	SÍ	NO
Siento dificultad para defecar	SÍ	NO
Voy al baño más de 4 veces al día	SÍ	NO

¡OJO! Si has respondido SÍ a más de 3 aspectos, es conveniente que lo consultes con un profesional.

¿Conoces cómo son tus heces y qué significan?

Escala de Bristol			
Tipo 1	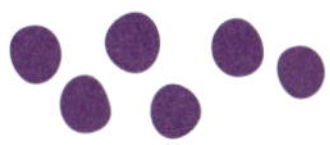	Heces en forma de bolas duras y separadas que pasan con dificultad	Pueden indicar estreñimiento importante
Tipo 2	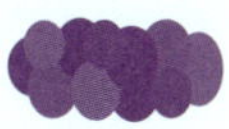	Heces en forma de salchicha compuesta por fragmentos	Pueden indicar ligero estreñimiento
Tipo 3	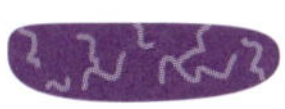	Heces con forma de salchicha con grietas en la superficie	Pueden indicar ligero estreñimiento
Tipo 4	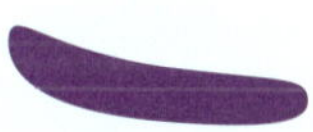	Heces como una salchicha o serpiente, lisa y suave	Son heces normales
Tipo 5	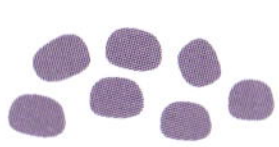	Bolas blandas con bordes definidos, que son defecados fácilmente	Pueden indicar falta de fibra
Tipo 6	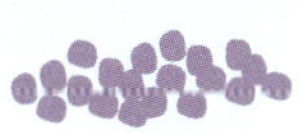	Trozos blandos y esponjosos, con bordes irregulares y consistencia pastosa	Pueden indicar diarrea ligera
Tipo 7		Heces acuosas, sin trozos sólidos, totalmente líquida	Pueden indicar diarrea importante

¿Sabías que...?

S. J. Lewis y K. W. Heaton crearon en 1997 una clasificación que divide en 7 los tipos de cacas que existen en función del tiempo que han pasado en el colon. Es la Escala de Heces de Bristol.

QUÉ SÉ Y QUÉ PUEDO APRENDER

AUTOCONOCIMIENTO Y AUTOESTIMA

¿Sabías que...?

Maslow, en 1968, elaboró una pirámide que agrupaba las necesidades humanas. En esta pirámide, la necesidad de autoestima y de autorrealización son dos de los pilares fundamentales.

En esta guía encontrarás diferentes actividades que te ayudarán a profundizar en tus pensamientos, deseos y motivaciones. ¿En qué puede ayudarte esto? En trabajar y mejorar tu autoestima. Pero, concretamente, ¿de qué hablamos cuando nos referimos a la «autoestima»? «Autoestima» es un concepto que en muchas ocasiones usamos de forma equivocada. ¡Todos tenemos autoestima! La diferencia es la consideración positiva, o no, que manejamos de nosotros mismos. Cuando hablamos de «autoestima» nos referimos a lo que pensamos sobre nosotros, a la forma de tratarnos, a la evaluación o juicio que otorgamos a nuestras capacidades, defectos y probabilidades de logros. Todo esto influye en cómo nos relacionamos con los demás y en nuestra forma de actuar en la vida. ¿Quieres comenzar?

Aquí tienes unas propuestas para empezar a cuidar tu autoestima:

- **Respétate y respeta lo que necesitas.**
- **Trabaja hacia la aceptación de ti mismo/a.**
- **Reconoce tus logros.**
- **Confía en ti.**
- **Conócete (más allá de las típicas características que solemos señalar cuando nos describimos).**
- **Reconoce tus capacidades y defectos.**
- **Háblate con cariño y respeto.**
- **Traza metas alcanzables.**
- **Intenta encontrar los aspectos positivos y equilibra la balanza.**
- **Sobre todo... trátate con amor.**

Recuerda que la autoestima no es algo estático sino que fluctúa a lo largo de nuestra vida. No siempre disponemos de la posibilidad de trabajar en todos estos aspectos, y en otras tantas ocasiones necesitaremos ayuda para conseguirlo. Ese es un paso de autocuidado hacia ti: pedir ayuda psicológica para caminar hacia la relación contigo mismo/a.

ACTIVIDAD

Me comprometo a prestarme más atención y cuidarme a través de:

1.

2.

3.

Me gustaría modificar algunos adjetivos que me digo a mí misma/o, para ello quisiera añadir a mi vocabulario estos nuevos adjetivos sobre mí:

1.
2.
3.
4.

EL CUERPO

La relación con nosotros mismos y con nuestro cuerpo está muy vinculada a nuestra salud física y psicológica. A menudo, si nos sentimos a disgusto con nuestra imagen, tendemos a escondernos, a privarnos de situaciones placenteras, y en la mayoría de los casos establecemos una relación alterada con la alimentación. La imagen que tenemos de nosotros mismos se halla influida por nuestra propia percepción, emociones y pensamientos; pero también por el contexto social, las exigencias impuestas y autoimpuestas y todos aquellos comentarios que hemos recibido desde nuestra infancia.

A la hora de pensar en nuestro cuerpo, nos olvidamos de que un cuerpo es lo que alberga nuestros órganos y nos permite vivir, y nos enfocamos directamente en un concepto más centrado en nuestra imagen corporal. Realmente, nuestro cuerpo es algo más que todo eso, es nuestro soporte vital. Te invitamos a reflexionar sobre tu cuerpo a través de esta actividad:

Pasemos a la actividad. En primer lugar, coge una libreta y anota cada día cómo te has sentido con tu cuerpo, y además puedes dibujar tu silueta e indicar con un nombre, una emoción, un color o lo que quieras cada parte de tu cuerpo.

¿Te das cuenta de cómo las emociones en tu día a día afectan a la percepción que tienes de tu imagen?

Si descubres que esto ocurre muy a menudo, y que te afecta en tu rutina diaria, te aconsejamos pedir ayuda a un profesional de la psicología.

Tip *Cuando te mires en el espejo, evita mirar solo esa parte que menos te agrada; tu cuerpo es un conjunto y, si te concentras solo en alguna parte concreta, realizarás un efecto «lupa» resaltando justo lo que menos te agrada de tu imagen corporal.*

Tip *Para cuidar nuestro cuerpo tenemos que conocerlo, aceptarlo y quererlo. Mirarte al espejo y recorrer cada rincón de tu cuerpo te ayudará a conocerlo mejor.*

El cuerpo

Es más que sus medidas

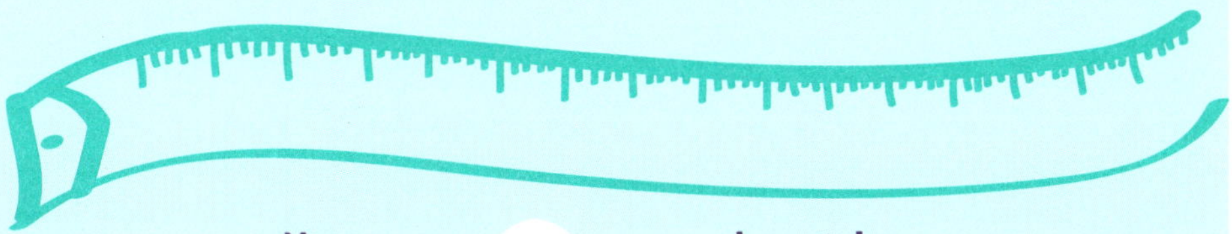

Nos acompaña en la vida

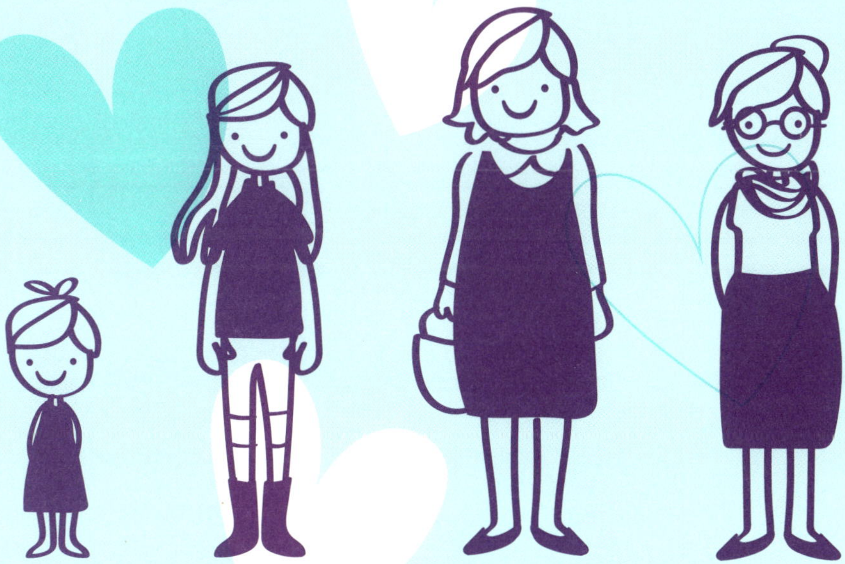

Y necesita de nuestra comprensión y amor

LA BÁSCULA

El PESO no es un medidor de salud. Varía por muchos factores y no siempre está asociado a una mejora de la composición corporal.

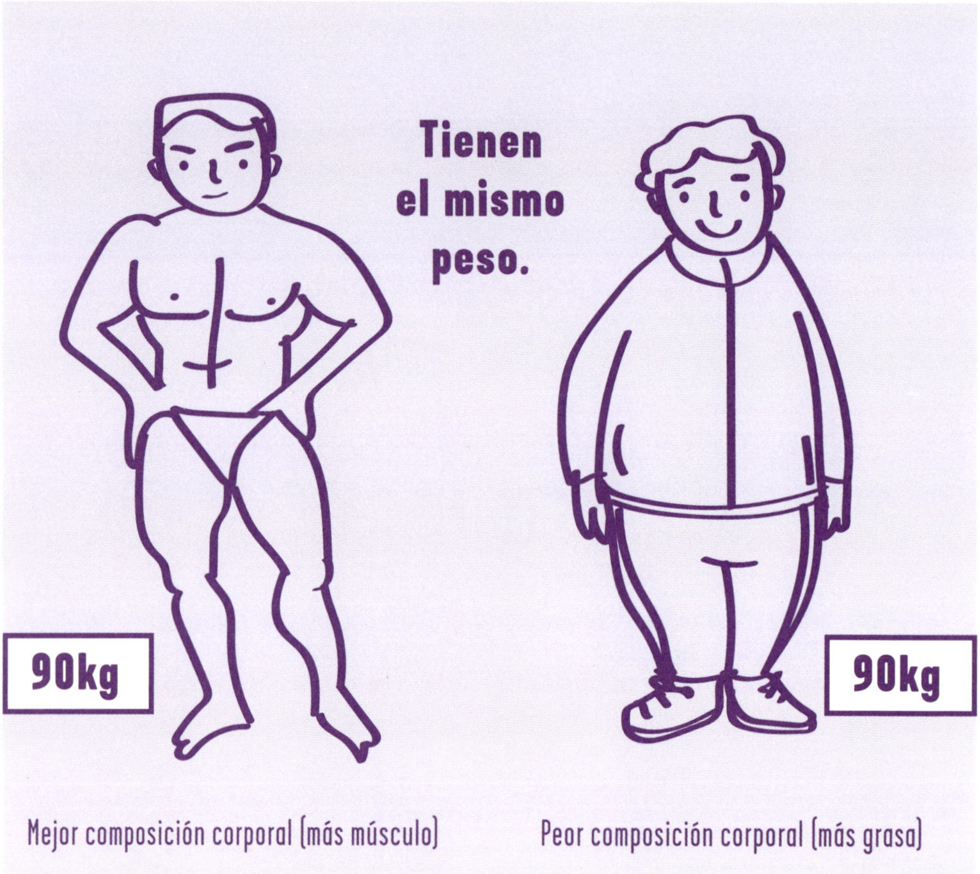

Lo primero que debemos aprender es que un cambio de hábitos es un camino que recorremos para mejorar nuestra salud a corto, medio y largo plazo. ¿Qué aspectos de tu salud física y mental cambiarán al modificar tus hábitos?

LA IMPORTANCIA DE LAS EMOCIONES EN LA SALUD

Tip *Las emociones son parte de nosotros. Conocerlas y compartirlas nos ayudará a mejorar nuestro bienestar psicológico.*

¿Tu salud es importante? Si estás leyendo esta guía, seguro que la respuesta es «¡Sí!». Pero ¿qué forma parte de tu salud? Normalmente hablamos de salud física, de comer bien, de realizar actividad física con constancia, de tener una vida activa, pero ¿qué pasa con la salud mental?

La salud mental conlleva un equilibrio con nosotros mismos. Las emociones y los sentimientos que estas nos provocan, afectan a nuestra forma de actuar en distintas situaciones. Por tanto, nuestro mundo emocional cobra especial importancia a la hora de trabajar nuestra relación con la alimentación.

Por ello, creemos que es fundamental promover conductas para cuidar nuestra salud mental. ¿Cómo podemos hacerlo y qué es lo más importante?

- **No tengas miedo de acudir a un profesional de la psicología** si sientes que algo te supera o que necesitas hablar con alguien.
- **No olvides que nuestro estado emocional puede influir en nuestra salud física.**
- **Encontrarte bien contigo mismo/a requiere trabajo** y saber ofrecerte tiempo y dedicación.
- **Acepta tener «días malos»**, pero si sientes que te superan, de nuevo... llama a un profesional.
- **Los pensamientos negativos y las ideas irracionales pueden hacerte ver la realidad de forma distorsionada.** Es necesario trabajarlos y gestionarlos para que puedas centrarte en lo que de verdad es real y objetivo.
- **Las inseguridades hacen que te sientas muy pequeñito/a, pero recuerda todos tus puntos fuertes**, y también los débiles, para poder hacer frente a cada situación.
- **Recuérdate cada noche dos cosas de las que te sientas orgulloso/a** que hayas realizado ese día.

- **La ansiedad puede tener numerosos síntomas físicos que nos incapacitan momentáneamente**; si esto te ocurre, no tengas miedo. **Respira** (en la página 64 te contamos cómo poder hacerlo) y llama a un profesional de la psicología para que te ayude a manejar y gestionar estas situaciones.
- **Conocerte mejor es uno de los pasos más importantes que puedes dar para cuidar tu salud mental**, y esta guía hará que pienses mucho en ti.
- **Conocer nuestro mundo emocional es todo un descubrimiento**, ya que habitualmente no nos hacemos la pregunta «¿cómo me siento?». Te animamos a registrar durante unos días la respuesta a esta pregunta y comenzar a incluirla en tu rutina.

¿Cómo me siento?

Las emociones también pueden influir en nuestra forma de alimentarnos. ¿Conoces la llamada «ingesta emocional»? Te lo explicamos en la siguiente página, ¡continuemos!

¿QUÉ ES LA INGESTA EMOCIONAL?

«Comer con ansiedad» o «comerte tus nervios» son, habitualmente, las formas de llamar a un modo de comer compulsivo. **Si esto te ocurre, vamos a intentar resolver la pregunta principal: ¿por qué comes más cuando estás ansioso/a?** Esta situación es solo uno de los síntomas de algo que está ocurriendo, algo que genera una emoción que te cuesta trabajo gestionar al no disponer de las herramientas adecuadas para manejarla, de modo que utilizas una herramienta que, aun no siendo eficaz, te da resultado momentáneamente: comer. La comida se convierte en un consuelo, un calmante, una tirita para el corazón... y adquiere numerosas funciones «ficticias», y ninguna de ella es una función nutricional.

El cuadro que encontrarás en la página 62 te ayudará a identificar algunas de estas variables.

Cuando nos encontramos con situaciones de este tipo, podemos realizar actividades que nos puedan ayudar en un principio, aunque recuerda que es importante buscar ayuda profesional, ya que estas indicaciones solo son los primeros pasitos que puedes ir realizando para comprender lo que está ocurriendo.

- **Te invitamos a prestar atención a tus emociones previas a la ingesta.** ¿Cómo te sientes cuando ves que la comida te controla? ¿Y después?
- **Piensa y realiza una actividad que cubra la verdadera necesidad que tienes (ya sea cariño, tranquilidad...).** Si, después de realizarla, terminas comiendo, no pasa nada; lo importante es que has intentado cubrir tu verdadera necesidad.
- **Si a pesar de esto continúas teniendo ganas de comer, pon algo de comida en un plato y elige tu bebida. Come de forma tranquila y pausada**, y luego pregúntate si te sientes mejor, si has cubierto tu necesidad; y si no es así, volvamos al comienzo.

Tip

Si identificas la «ingesta emocional», pero asociada a atracones o a comer de forma compulsiva, que conllevan gran cantidad y variedad de alimentos, así como sentimientos de descontrol y culpabilidad, no dudes en contactar con un profesional de la psicología para que te ayude a resolver esta situación.

PREGUNTAS QUE TE PUEDEN AYUDAR:

1. **¿Dónde siento el hambre?**

____

____

2. **¿Qué necesito nutrir? ¿Qué necesidad tengo?**

____

____

3. **¿Cómo puedo nutrirla/cubrirla?**

____

____

LAS PROHIBICIONES

A menudo caemos en la trampa de prohibirnos alimentos («esto ya no lo como más») como un intento de cuidar nuestra salud. Cuando realizamos estas prohibiciones nos olvidamos de todos los factores psicológicos que influyen en nuestras elecciones alimentarias y caemos en la falsa sensación de «fuerza de voluntad» que nos permite soportar dichas prohibiciones.

Por lo general, estas prohibiciones vienen acompañadas por «permisos especiales», sobre todo cuando celebramos algo o cuando estamos tristes (mi recompensa). Si utilizamos la comida como recompensa, estamos creando una serie de asociaciones que serán perjudiciales en un futuro. Por ese motivo te recomendamos incorporar la flexibilidad en tus rutinas alimentarias y tomar el alimento cuando de verdad te apetezca; sin usarlo como una herramienta exclusiva de mejora del estado de ánimo. Y, sobre todo, sin culparnos por comerlo, ya que forma parte de una vida saludable, y no vivir un sobrecontrol a nivel psicológico. La comida, en ocasiones, es una herramienta que utilizamos a falta de otras más adecuadas. Hacer cada vez más grande nuestra «despensa» de herramientas nos ayudará a tener nuevos recursos y a no acudir de forma exclusiva a la comida.

Tip

La sensación de «prohibición» aumenta el deseo por dicho producto y/o alimento. El aumento de deseo puede venir acompañado de un aumento de la rapidez con la que comemos y de la sensación de pérdida de control.

¿TE PROHÍBES ALIMENTOS?

Tip *Si prohibimos, no educamos; simplemente tapamos el problema sin encontrarle una solución a largo plazo. Lo importante es tener un aprendizaje nutricional y disponer de herramientas para gestionar nuestras emociones.*

Ahora conozcamos las consecuencias de tener alimentos o productos PROHIBIDOS (sin ningún motivo o razón médica justificada):

1. **Aumento del deseo de un producto e importancia que damos a dicho producto**; lo cual provocará un incremento de la cantidad que se consuma el día que se rompa la prohibición.
2. Mayor **impulso en la ingesta hacia dichas sustancias**, que causará una mayor rapidez a la hora de tomarlas y por tanto menor sensación de saciedad.
3. **Asociación directa entre el producto prohibido y la sensación de recompensa y/o liberación** («hoy me lo merezco por haberme restringido todo este tiempo»), lo que lleva a una mayor apetencia por ese tipo de productos cada vez que sintamos que merecemos ser recompensados y a considerarlos un premio.
4. **Atribución de una mayor importancia a los productos prohibidos**, lo que provoca un **aumento de pensamientos relacionados con ellos**, y por tanto nuestra atención está más orientada hacia esos productos de lo que lo estarían si no se hubieran prohibido.
5. Un **posible atracón**. Estamos hablando de un producto alimentario prohibido, por lo que la mente interpreta que «si un día lo tomo, es un caso excepcional, algo que no se volverá a repetir en mucho tiempo, aunque me apetezca». Por tanto, y como dice el refrán popular «de perdidos... al río», se tomará una cantidad excesiva y de forma compulsiva, generando sentimientos de fracaso y debilidad a posteriori.
6. **Sentimiento de culpa**. Cuando se toma algún producto alimenticio prohibido, esto genera un círculo del que es complicado salir, pues al sentimiento de culpa posterior le sigue una nueva prohibición, que probablemente desemboque en un nuevo atracón o ingesta descontrolada, un nuevo sentimiento de culpa y fracaso, etc.

Por último, si encuentras numerosos alimentos prohibidos en tu día a día, y si durante años has acumulado gran cantidad de mitos y creencias erróneas sobre ellos, te recomendamos pedir ayuda nutricional para poder desmontar dichos mitos e informarme sobre la realidad de cada alimento o producto.

Te invitamos a incluir la flexibilidad en tus hábitos alimentarios

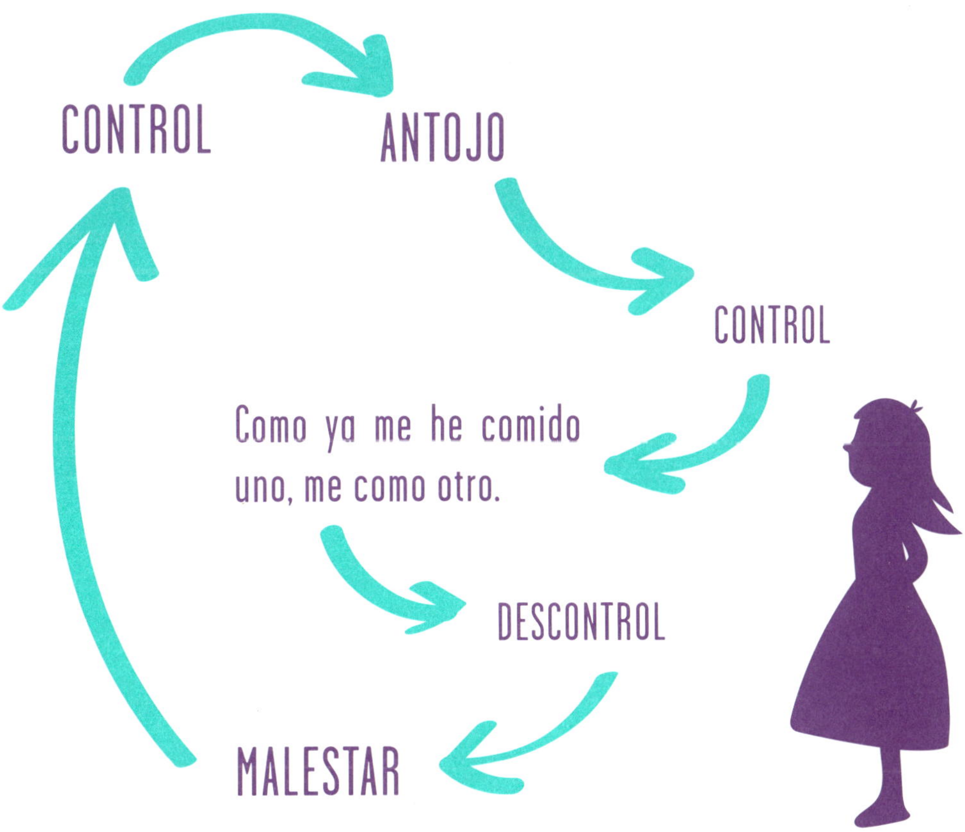

LOS GRUPOS DE ALIMENTOS

DE ORIGEN VEGETAL

VERDURAS Y HORTALIZAS. Alimentos con alto contenido en agua, vitaminas, minerales y fibra. Se recomienda alternar su consumo en forma cruda y cocinada.

TUBÉRCULOS. Partes de un tallo subterráneo, o de una raíz, como las patatas, los boniatos, la batata o la mandioca. Son alimentos ricos en hidratos de carbono complejos.

FRUTAS. Son ricas en agua, vitaminas, minerales y fibra, y tienen un gran poder saciante.

FRUTOS SECOS. Aportan gran cantidad de grasas saludables y minerales, y una pequeña cantidad de proteínas, hidratos de carbono y agua. Algunos ejemplos pueden ser la almendra, el piñón, la avellana, la nuez, la castaña, el pistacho…

SEMILLAS. Aportan fibra, minerales y grasas saludables; como, por ejemplo, la chía, el lino, el sésamo, el girasol o la amapola.

LEGUMBRES. Las principales son las judías, las lentejas, los garbanzos, la soja, el cacahuete y el altramuz. Dentro de las legumbres se encuentran también los guisantes, las habas y las judías verdes, aunque su contenido nutricional es ligeramente diferente y más similar al de las verduras. Las legumbres contienen hidratos de carbono complejos, proteínas, fibra, vitaminas y minerales. Es recomendable consumirlas junto con cereales para obtener proteínas de alto valor biológico.

CEREALES. Los más conocidos son el trigo, el arroz, el maíz, el mijo, la quinoa, la avena, el centeno, la cebada, la espelta, el amaranto, el sorgo, el triticale, el bulgur y el alforfón. Son ricos en hidratos de carbono complejos, minerales y fibra (en caso de ser integrales, que es como recomendamos que se consuman).

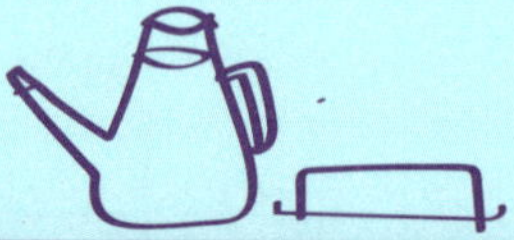

DE ORIGEN VEGETAL O ANIMAL

GRASAS Y ACEITES. Son alimentos ricos en ácidos grasos; como, por ejemplo, los aceites vegetales, la mantequilla, la margarina o el aguacate. Si son de origen animal (mantequilla), o incluso algunos de origen vegetal (grasa de palma y coco), sus grasas son saturadas y por tanto deben consumirse con menor frecuencia. En caso de ser de origen vegetal (aceites de semillas, frutos secos o aguacate), o bien proceder del pescado azul, sus grasas son insaturadas y por tanto de consumo preferente respecto a las de origen animal.

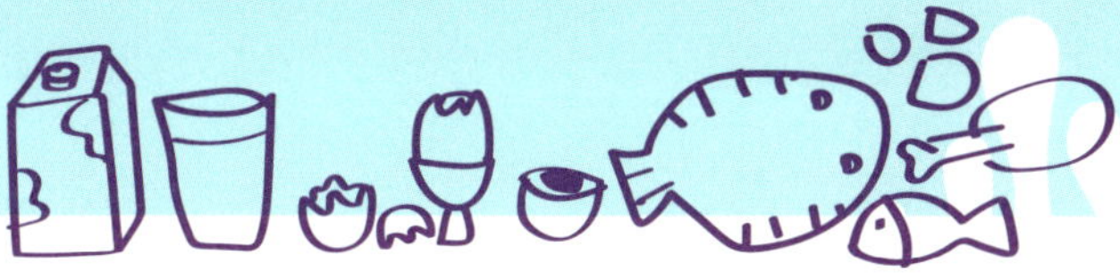

DE ORIGEN ANIMAL

LÁCTEOS. Se consideran alimentos proteicos aunque también contienen hidratos de carbono (lactosa), vitaminas (A, D) y minerales (calcio); como, por ejemplo, la leche, el yogur, el queso y sus derivados. Sus grasas son saturadas. Se recomienda su consumo en las formas más naturales (menos azucaradas o edulcoradas) posibles.

CARNES, HUEVOS Y PESCADOS. Aportan proteínas de alto valor biológico, vitaminas y minerales. Sus grasas son saturadas (huevos, carnes y derivados cárnicos) e insaturadas (pescado azul). Se recomienda alternar el consumo de pescado blanco y azul (al menos 1 vez a la semana) y consumir preferentemente carnes magras, evitando embutidos y cárnicos procesados.

Conocer los alimentos y sus principales aportes nutricionales es importante para entender su implicación en la salud.

Tip *Consume alimentos de temporada y locales o de cercanía.*

¿Margarina versus mantequilla?

La mantequilla es de origen animal, pues se obtiene de la leche, y sus grasas son saturadas. Sin embargo, el proceso de obtención no modifica la estructura de estas grasas.

La margarina es de origen vegetal, pues procede de aceites vegetales que normalmente se encuentran en forma líquida. Para lograr la solidificación de estos aceites, deben pasar por un proceso químico denominado «hidrogenación», que es la adición de una molécula de hidrógeno a altas temperaturas, lo que modifica la configuración de las grasas a posición trans. Esto las convierte en grasas de mala calidad.

¿Cuál elegimos entonces? Dado que ni la mantequilla ni la margarina deben ser de consumo habitual, el día que decidas utilizarla, puedes elegir una mantequilla baja en sal o una margarina sin grasas hidrogenadas.

ALIMENTOS DE TEMPORADA: Hortalizas y verduras de temporada

	E	F	M	A	M	J	J	A	S	O	N	D
Acelga	■	■	■	■						■	■	■
Ajo	■	■	■	■	■	■	■	■	■	■	■	■
Alcachofa	■	■	■								■	■
Apio	■	■	■								■	■
Berenjena	■	■	■	■						■	■	■
Brócoli	■	■	■	■							■	■
Calabacín	■	■	■	■	■	■	■	■			■	■
Calabaza				■	■	■	■	■	■	■	■	
Cardo	■										■	■
Cebolla				■	■	■	■	■	■	■		
Col	■	■	■	■	■				■	■	■	■
Coliflor	■	■	■	■							■	■
Endibia	■	■	■							■	■	■
Escarola	■	■									■	■
Espárrago			■	■	■							
Espinaca	■	■	■	■	■				■	■	■	■
Guisante	■	■	■								■	■
Haba	■	■	■									
Judía verde	■	■	■	■	■	■	■			■	■	■
Lechuga	■	■	■	■	■	■	■	■	■	■	■	■
Lombarda	■	■	■								■	■
Nabo				■	■	■	■	■	■	■	■	■
Pepino				■	■	■	■	■	■	■		
Pimiento	■	■	■	■	■					■	■	■
Puerro	■	■	■	■					■	■	■	■
Rábano	■	■	■	■	■	■	■	■	■	■	■	■
Remolacha	■	■	■	■	■	■	■	■	■	■	■	■
Zanahoria	■				■	■	■	■	■	■	■	■

Frutas de temporada

	E	F	M	A	M	J	J	A	S	O	N	D
Aguacate						■	■	■	■	■		
Albaricoque					■	■	■	■				
Breva						■	■					
Caqui										■	■	■
Cereza					■	■	■					
Chirimoya										■	■	■
Ciruela						■	■	■				
Frambuesa						■	■	■				
Fresa		■	■	■	■							
Granada									■	■	■	
Higos							■	■	■			
Kiwi	■	■	■							■	■	■
Limón	■	■	■	■	■							■
Mandarina	■	■	■								■	■
Mango								■	■	■	■	
Manzana	■							■	■	■	■	■
Melocotón					■	■	■	■	■			
Melón						■	■	■	■			
Membrillo								■				
Naranja	■	■	■	■							■	■
Nectarina					■	■	■	■	■			
Níspero				■	■							
Pera							■	■	■	■	■	
Plátano	■	■	■	■	■	■	■	■	■	■	■	■
Pomelo	■	■	■	■								■
Sandía						■	■	■				
Tomate									■	■	■	■
Uva								■	■	■	■	

Mariscos de temporada

	E	F	M	A	M	J	J	A	S	O	N	D
Almeja				■			■	■	■	■		■
Berberecho	■	■	■	■						■	■	■
Bogavante					■	■	■	■				
Buey de mar							■	■	■	■		
Calamar							■	■	■			
Camarón	■	■	■	■	■	■	■	■	■	■	■	■
Centollo				■	■	■	■	■	■	■		
Cigala	■	■	■	■	■	■	■	■	■	■	■	■
Gamba gris					■		■	■	■	■	■	
Gamba rosada										■	■	■
Langosta roja					■	■	■	■	■			
Langosta rosa	■	■					■	■				
Langostino					■	■	■	■				
Mejillón	■	■	■	■	■	■	■	■	■	■	■	■
Nécora					■	■	■	■	■	■	■	
Ostra	■	■	■	■	■	■	■	■	■	■	■	■
Percebe			■			■			■			■
Pulpo									■	■		
Sepia				■	■							
Vieira	■	■	■								■	■

Pescados de temporada

	E	F	M	A	M	J	J	A	S	O	N	D
Anguila			■	■	■	■	■	■	■			
Angula	■	■	■	■								■
Atún			■	■	■	■						
Bacaladilla			■	■	■	■						
Bacalao	■	■	■	■	■							■

Pescados de temporada

	E	F	M	A	M	J	J	A	S	O	N	D
Besugo	■	■	■								■	■
Bonito						■	■	■	■	■		
Boquerón				■	■	■						
Caballa		■	■	■	■							
Cabracho			■	■	■	■	■	■				
Carpa	■	■	■	■	■	■	■	■	■	■	■	■
Congrio			■	■	■				■	■	■	■
Dorada									■	■	■	■
Gallo			■	■								
Fletán	■	■	■	■	■	■	■	■	■	■	■	■
Jurel				■	■	■	■	■	■	■		
Lamprea		■	■	■								
Lenguado			■									
Liba	■	■	■	■	■	■	■	■	■	■	■	■
Lubina	■	■	■									■
Merluza				■	■	■	■					
Mero	■	■	■	■	■	■	■	■	■	■	■	■
Palometa	■	■	■	■	■	■	■	■	■	■	■	■
Perca	■	■	■	■	■	■	■	■	■	■	■	■
Pez espada				■	■	■	■	■	■	■		
Rape				■	■							
Raya			■	■	■	■						
Rodaballo			■	■	■	■	■					
Salmón	■	■	■	■	■	■	■	■	■	■	■	■
Salmonete										■	■	■
Sardina					■	■	■	■	■	■		
Tiburón	■	■	■	■	■	■	■	■	■	■	■	■
Trucha	■	■	■	■	■	■	■	■	■	■	■	■

ALIMENTOS O PRODUCTOS PROCESADOS

Según la clasificación NOVA, los alimentos o productos que podemos encontrar a nuestra disposición se pueden clasificar en 4 grupos.

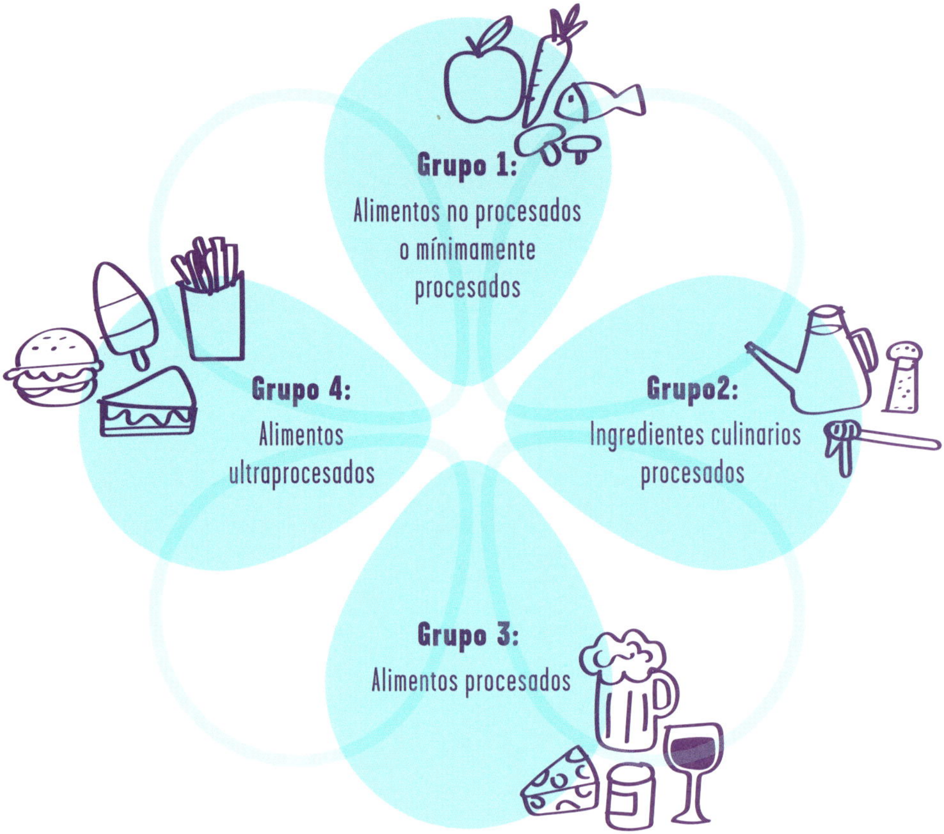

Grupo 1. Alimentos sin procesar o mínimamente procesados. Una transformación simple, como la adición de agua, sal o aceite, los convierte en alimentos procesados.

Grupo 2. Ingredientes culinarios procesados (para uso culinario). Añadir otras sustancias y/o aditivos, y someterlos a procesamiento industrial los convierte en productos ultraprocesados.

Grupo 3. Alimentos procesados. No todos se consideran poco saludables.

Grupo 4. Productos ultraprocesados. Este grupo no se parece al alimento principal u original del que procede. Se debe evitar su consumo.

GRUPO 1	GRUPO 2	GRUPO 3	GRUPO 4
Fruta y verdura		Verduras en conserva, fruta en almíbar	Sopas en conserva, mermelada
Legumbres		Legumbres en conserva	Latas de guisos precocinados
Cereales, harinas y tubérculos	Azúcar, miel, almidones	Pan, pasta	Patatas chips, aperitivos, helado, dulces, tarta, chucherías, cereales de desayuno, galletas, pan industrial, barritas
Carne, pescado, huevos	Grasas animales	Pescado en conserva, pescado ahumado, carne curada	Salchichas, preparados cárnicos, varitas de pescado
Frutos secos y semillas	Aceites vegetales	Frutos secos salados	Margarina
Leche y yogur natural		Queso, mantequilla	Batidos, yogures de sabores, postres lácteos
Café y té	Sal	Cerveza, vino	Refrescos, destilados, platos preparados

¿Sabías que...?

La Escuela de Salud Pública de la Universidad de São Paulo desarrolló en 2010 un sistema de clasificación de alimentos por su grado de procesamiento llamado NOVA.

LA COMPRA SALUDABLE

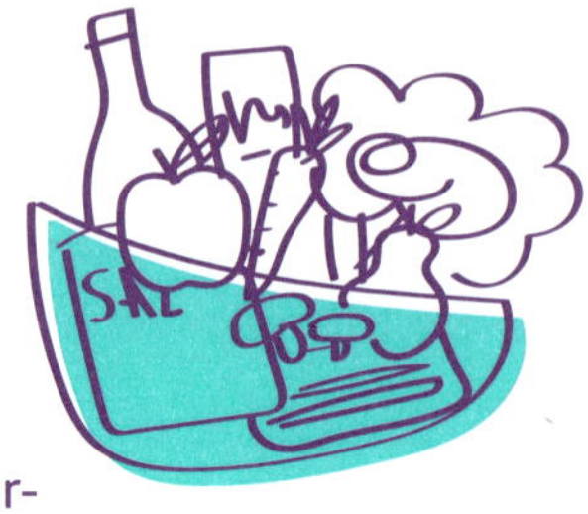

- **Ve a comprar sin hambre** (preferentemente después de comer, y no antes). Las elecciones son peores y se compra más cantidad cuando estás hambriento/a.
- **Evita ir con niños al supermercado.** Para ellos es fácil dejarse seducir por la publicidad de muchos productos infantiles, y es mejor no exponerlos a ello.
- **Elige las tiendas de barrio o el mercado en lugar de las grandes superficies**, pues suelen tener productos más frescos y menor variedad de productos procesados. Es genial acudir con los niños para que desarrollen sus sentidos.
- **Haz una lista de la compra cerrada en casa y trata de no salirte de ella.**
- **Compra alimentos de temporada** (pp. 48-51) y, a ser posible, locales o de km 0; son más baratos, tienen mejor sabor y son más sostenibles.
- **Lleva bolsas reciclables de casa**, favorecerás el medio ambiente.
- **Mantén la cadena de frío de los alimentos frescos y congelados** para evitar contaminaciones.
- **No caigas en ofertas de formato ahorro**, ya que te inducen a consumir más y suelen ser de productos procesados.
- **Aprovecha las ofertas de bajada de precios en alimentos frescos.**
- **Compra lo que realmente necesites**, tanto en la cantidad como en el tipo de alimento.
- **Fíjate bien en el precio por kilo o por litro**; a veces, las ofertas salen más caras.
- **Lee las etiquetas**, puede que no estés comprando lo que piensas.
- **Compra sin prisas**, ya que de este modo podrás prestar una atención más consciente a tus decisiones.

¿Sabías que…?

Comprar con hambre incrementa hasta en un 60 % el importe de la compra, además de crear una necesidad impulsiva de adquirir cosas aunque no sean necesarias.

A. J. Xu, et al., *«Hunger promotes acquisition of nonfood objects», PNAS, 2015.*

APRENDE A LEER UNA ETIQUETA ALIMENTARIA

Leer las etiquetas es fundamental para saber qué compramos y comemos. Suelen estar divididas en dos partes:

A. La información nutricional

1. Porción en medida casera
2. Porción en unidad de medida: gramos (g) o mililitros (ml)
3. Cantidad de porciones por envase
4. Cantidad de nutrientes por 100 g o 100 ml

INFORMACIÓN NUTRICIONAL		
Porción (½ taza de té)[1] 40 g[2] Porciones por envase: 25[3]		
100 g[4]		1 Porción[5]
Energía (Kcal) [6]	393	157
Proteínas (g)	13	5,2
Grasa Total (g)	8	3,2
Grasa saturada (g)	1,6	0,6
Grasa Monoinsaturada (g)	3,3	1,3
Grasa Polinsaturada (g)	3,1	1,2
Grasa Trans (g)	0,0	0,0
Hidratos de Carbono (g)	67	27
Sodio (mg)	< 4	< 2
Calcio (mg)	500[7]	25 %*[8]
Hierro (mg)	8,8	25 %*
Fósforo (mg)	250	13 %*

5. Cantidad de nutrientes por porción
6. Unidad de medida del nutriente
7. Contenido de vitaminas, minerales y otros por 100 g o 100 ml
8. Porcentaje a la dosis diaria recomendada de 2.000 Kcal

B. La lista de ingredientes

Ingredientes: agua, aceites vegetales, azúcares, almidón, caroteno (E160), tocoferol (E306), riboflavina (E101), nicotinamida, ácido pantoténico, acetaldehído, biotina, ácido fólico, ácido ascórbico (E300), ácido palmítico, ácido esteárico (E570), ácido oleico, ácido linoleico, ácido málico (E296), ácido oxálico, antocianinas (E163), celulosa (E460), ácido salicílico, fructosa, purinas, sodio, potasio (E252), manganesa, hierro, cobre, zinc, calcio, fósforo, cloro, colores, antioxidante.

C. Otra información del envase: alegaciones nutricionales, mensajes atractivos, diseño, colores...

A continuación, vamos a analizar cada una de estas partes.

INFORMACIÓN NUTRICIONAL

- **La información nutricional se indica por cada 100 g de producto y, a veces, por el tamaño de la porción.** Se entiende por «porción» una cantidad establecida, que no siempre coincide con la que realmente se ingiere.
- **Los porcentajes de ingesta recomendada hacen referencia a quien necesita 2.000 kcal/día.** Quizá no sea tu caso, por lo que no le des mayor importancia.
- **CALORÍAS:** Un producto de alta densidad calórica es el que tiene más de 225 kcal/100 g. Aunque las calorías no son lo importante, hay que considerar si estamos ante un producto de alta densidad calórica (sin tener en cuenta alimentos como los frutos secos, el aceite, el aguacate o el arroz, por ejemplo, que son de mayor densidad calórica pero saludables).
- **HIDRATOS DE CARBONO:** Prestar especial atención a los azúcares simples o libres, que deben estar por debajo del 10 % (10 g/100 g), o incluso, mucho mejor, por debajo del 5 %. Para evaluar si este azúcar es añadido o propio del alimento (por ejemplo, en una fruta), se debe mirar la lista de ingredientes y buscar si está presente en alguno de sus nombres.
- **GRASA:** Cuidado con las grasas saturadas y las grasas trans (vegetales hidrogenadas), que deben mirarse en el listado de ingredientes. Se recomienda que, de forma general, estén por debajo del 30-40 % (excepto en aceites y frutos secos).
- **FIBRA:** Es importante para regular la glucosa en sangre y para favorecer el sistema gastrointestinal. Una buena proporción de fibra serán 10 g/100 g. Las necesidades medias de fibra son de unos 30 g al día.
- **SAL:** Evitar productos con altas cantidades de sal (más de 1,25 g de sal o 0,5 g de sodio/100 g), sobre todo las personas con hipertensión.

LISTA DE INGREDIENTES

- **Ordenados de mayor a menor**, según cantidades.
- **Los alérgenos aparecen resaltados.**
- **Los aditivos pueden aparecer por código (E300) o por nombre (ácido ascórbico).** Hay que saber que son seguros y su uso está autorizado y regulado.

- **Hay que mirar si existen azúcares añadidos** (buscando alguna de sus diferentes formas; puedes encontrar una lista de los nombres que tiene en la pág. 80) **o bien grasas hidrogenadas** (procedentes de aceites vegetales hidrogenados o parcialmente hidrogenados) **o de peor calidad y menos sostenibles** (grasa de palma).

OTRA INFORMACIÓN DEL ENVASE

- Muchos productos incluyen alegaciones nutricionales para llamar nuestra atención («rico en hierro», «mejora el rendimiento», etc.). **Intenta elegir alimentos sin alegaciones, pues suelen ser únicamente estrategias de marketing, pero no indican una mayor calidad nutricional.** Por ejemplo, un producto puede ser rico en hierro pero contener altas cantidades de azúcar, sal o grasas no saludables.
- Para considerar que un producto ha sido suplementado con algún micronutriente (vitamina o mineral), **debe contener al menos un 15 % de la IDR del nutriente con el que haya sido enriquecido.**
- **Los productos light solo hacen alusión a que contienen como mínimo un 30 % menos de calorías que el de referencia**, pero no indican con ello que son más saludables. De hecho, no suelen serlo, pues se consumen en mayor cantidad y asociados a productos poco saludables.
- **Debemos prestar atención a los colores del envase, las imágenes o las frases, pues suelen estar dirigidos a públicos concretos y nos hacen creer lo que no es.** Por ejemplo, una letra fina y rosa en un producto dirigido a las mujeres pretende transmitir la idea de adelgazamiento. Habitualmente, el reclamo a través de los mensajes, los dibujos o los colores de los productos nos crean necesidades inventadas; como, por ejemplo, los productos con imágenes infantiles, que asociamos especialmente a niños, o el hecho de que determinado chocolate hará que nos sintamos mejor cuando estemos estresados. Estar atentos ante los mensajes publicitarios y tener una mente crítica y racional a la hora de elegir los productos nos ayudará a valorar con objetividad los eslóganes de marketing.

Tip

Las grasas trans aumentan el riesgo de enfermedad cardiovascular.

Evita comprar productos que tengan más de 5 ingredientes.

TÉCNICAS DE COCINADO SALUDABLES

El objetivo es conservar las propiedades nutritivas de cada alimento y disfrutar de platos ricos y saludables.

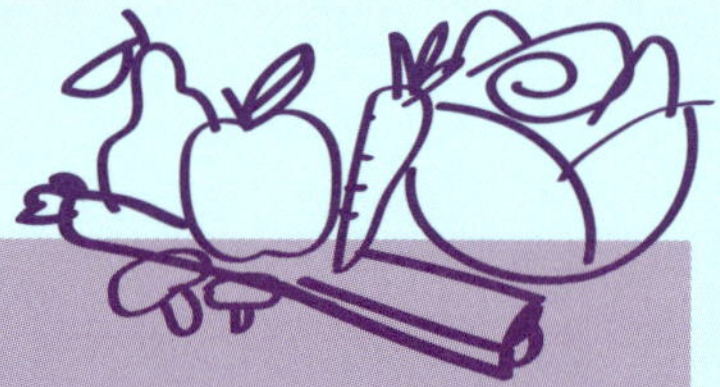

VERDURAS

El calor de la cocción destruye parte de los nutrientes, y muchos de estos pasan al agua. Para perder la menor cantidad de nutrientes: cortar en trozos grandes, cocinar con poca agua y reutilizarla para purés, salsas o sopas. Es importante alternar verduras crudas y cocinadas, pues ambas tienen propiedades y nutrientes diferentes.

Al vapor, al baño maría, salteadas, a la plancha, en olla a presión, en microondas

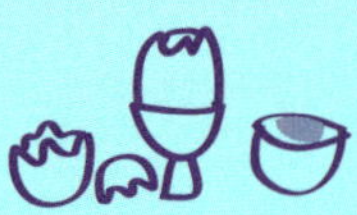

HUEVOS

Es importante cocinar el huevo porque se facilita la digestión y se destruyen microorganismos (salmonela).

Cocidos, a la plancha, fritos, en tortilla (con poco aceite)

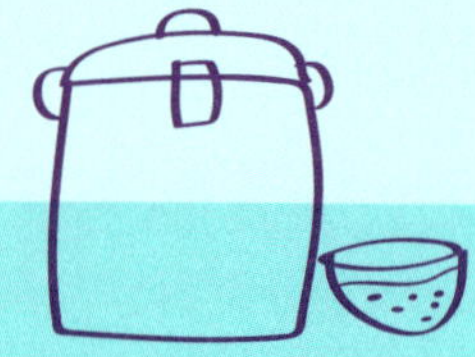

LEGUMBRES

La noche anterior, remojarlas en agua fría para favorecer su textura y digestibilidad. Normalmente el líquido de cocción se consume.

Olla u olla a presión

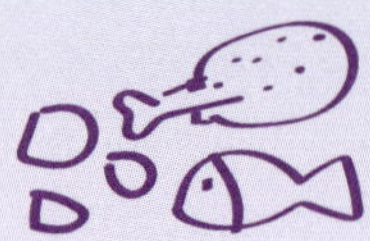

CARNES Y PESCADOS

La carne y el pescado crudos pueden contener microorganismos, por lo que si se consumen crudos se deben congelar previamente.

Para ablandar las fibras de la carne, se le pueden dar unos golpes antes de cocinarla. Cuanto más cocinados estén, más fácil será su digestión.

Es importante evitar que la carne se queme, pues se forman hidrocarburos aromáticos que son tóxicos.

Asados (evita que salga agua y mantiene los nutrientes), a la plancha, guisados, en microondas

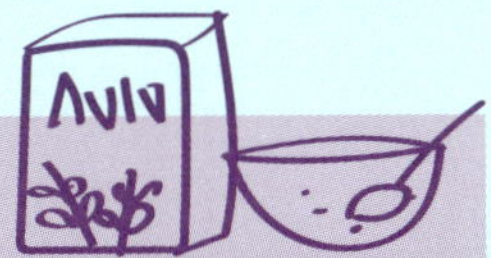

CEREALES

Se deben cocinar para mejorar su digestibilidad, aunque también pueden comerse remojados (copos de avena).

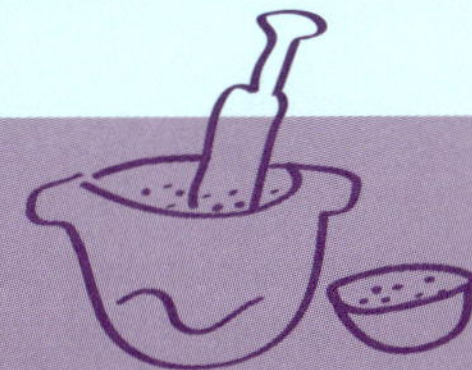

SEMILLAS

Deben hidratarse previamente para poder digerirlas. También pueden consumirse tostadas y/o machacadas en forma de crema (por ejemplo, la tahina).

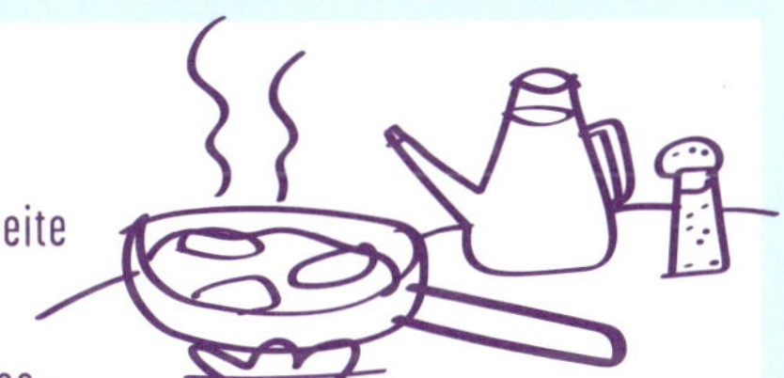

FRITURA (consumo moderado)

Usar aceite de oliva, soporta mejor la temperatura. No usar aceite quemado ni reutilizarlo más de 3-4 veces.

Calentar el aceite a fuego moderado (175-200 °C) sin que humee.

Introducir el alimento cuando el aceite esté caliente para que no absorba mucho aceite.

Si se fríen alimentos congelados, hacerlo en pequeñas cantidades para que no baje la temperatura.

Freír los alimentos lo más secos posibles para que el agua no acelere su descomposición.

Al terminar de freír, colocar el alimento sobre un papel absorbente o una rejilla.

Guardar el aceite lo más limpio posible, filtrándolo (y nunca si se ha quemado o ha humeado).

No mezclar aceites de distintos tipos o un aceite nuevo con otro usado.

El aceite usado no se debe tirar por el fregadero sino llevarlo a los contenedores especializados o bien reutilizarlo haciendo jabón.

El horneado puede ser un sustituto de la fritura en muchas ocasiones.

CONSEJOS SOBRE SEGURIDAD ALIMENTARIA

1. Compra en establecimientos de confianza que te ofrezcan seguridad sobre alimentos frescos.
2. Mantén las recomendaciones de conservación de cada alimento y evita romper la cadena de frío usando bolsas térmicas: congelación entre −18 y −20 °C, y refrigeración entre 0 y 4 °C. No almacenar más de 6 meses un producto en el congelador.
3. Compra alimentos que garanticen la identificación y el control desde su origen.
4. Separa los alimentos crudos de los alimentos cocinados en el frigorífico, y usa utensilios y tablas diferentes para cada uno de ellos mientras cocinas. Los alimentos crudos nunca deben situarse sobre los cocinados.
5. Descongela siempre en el frigorífico, en el microondas o directamente cuando cocines, pero no a temperatura ambiente.
6. Mantén la higiene tanto de las manos como de los utensilios con los que cocinas, sobre todo después de usar alimentos crudos. Lava las frutas, las verduras y los huevos justo antes de usarlos, y no al guardarlos.
7. Mantén la cocina limpia (superficies, almacenaje, frigorífico, etc.), desinfectándola con agua caliente y jabón.
8. Revisa las fechas de caducidad (por si el alimento no es apto para el consumo) y la fecha de consumo preferente (ya que el alimento pierde propiedades).
9. Desecha alimentos que hayan estado a temperatura ambiente más de 2 horas, y consume los alimentos perecederos en 2 o 3 días.
10. Envasa correctamente los alimentos en recipientes herméticos y separados unos de otros.

COMER EN FAMILIA ES DIVERTIDO

- **Todos los miembros de la familia deben participar de alguna forma:** poner la mesa, elegir los platos, llevar el agua, servir algún plato, recoger, etc. Cada miembro de la familia debería tener al menos una responsabilidad.
- **Te invitamos a comer sentado a la mesa y lejos de distracciones** como la televisión, los móviles, las revistas, etc.
- **Dedica un tiempo suficiente a las comidas.**
- **Evita hablar en la mesa del acto de comer**, seguro que tenéis múltiples temas interesantes de los que poder hablar entre vosotros, dejando a un lado las opiniones sobre vuestra propia conducta alimentaria.
- **Prueba cosas nuevas y experimenta de vez en cuando.**
- **Los más pequeños aprenden principalmente a través del ejemplo de los adultos**, es importante que a través de tus conductas puedas ofrecer a tus hijos unas costumbres saludables.
- **Comer en familia es importante para una buena comunicación**, por lo que es ideal aprovechar esos instantes para hablar de cómo ha ido el día.
- **Las opiniones o comentarios sobre la alimentación de los demás miembros de la familia deberían evitarse y realizarse en otro contexto**, especialmente si se trata de conductas dirigidas hacia la cantidad o el tipo de comida elegida.

En el momento de comer en familia, disfruta, ríe y comparte.

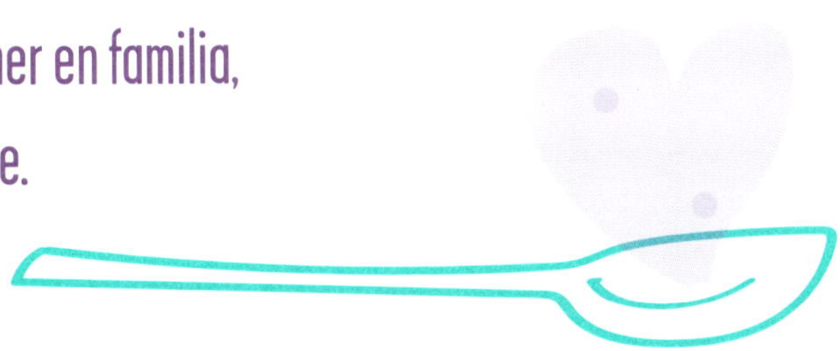

TRUCOS PARA COMER MÁS DESPACIO

Te invitamos a practicar los siguientes trucos hasta que adquieras el hábito:

1. **Practicar la alimentación consciente:** dedica un tiempo y un espacio en el que estés tranquilo/a a comer y presta atención con todos tus sentidos.

- Observa lo que comes y qué pensamientos te transmite. Prestar atención a la forma de relacionarnos con los distintos alimentos y/o productos nos ayudará a comprender nuestra conducta alimentaria. Recuerda que un juicio crítico no nos ayuda, por lo que te invitamos a usar una conducta exploratoria y abierta hacia la comprensión.
- Estimula tu olfato y trata de identificar olores y sensaciones.
- Saborea el alimento. Conecta con tus recuerdos y trata de averiguar los ingredientes que contiene.
- Analiza las texturas, la temperatura y la palatabilidad.
- Escucha cómo suenan los alimentos al cortarlos, masticarlos o manipularlos.
- ¿Te estimulan unos más que otros?

ALIMENTO	SENTIDOS	EMOCIÓN/PENSAMIENTO

2. Otros trucos:

- Explora si necesitas un cubierto de tamaño normal y si te sientes más cómodo/a y lo saboreas mejor; prueba a usar un cubierto pequeño.
- Come en la mesa sin televisión o dispositivos electrónicos, prestando atención consciente al disfrute de la comida.
- Suelta los cubiertos después de cada bocado y espera hasta tragar para volver a cogerlos, de esa forma podrás disfrutar del bocado sin la rapidez de ingerir el próximo.
- Trata de masticar bien antes de tragar.
- Sirve el plato en la cocina y prepara la mesa con todo lo necesario: bebida, primer plato, segundo plato, etc. Aunque se trate de una pequeña cantidad, procura siempre comer sentado/a.
- Comer es un acto social: disfruta de una conversación agradable mientras comes acompañada/o.
- Elige el agua como bebida en tus comidas. Date un tiempo de al menos 30 minutos para comer.
- Mezcla alimentos con distintas texturas y sabores.
- Incluye alimentos con fibra, cuya masticación requiere más tiempo, ya que aumentará tu sensación de saciedad.

La palatabilidad es la sensación agradable que tenemos cuando nos introducimos un alimento en la boca. Los alimentos más palatables son los que contienen azúcar, sal, grasas no saludables y harinas refinadas, o una mezcla de ellos.

¿Sabías que...?

Comer despacio ayuda al proceso de digestión y permite que percibas la sensación de saciedad. Además, si disfrutas mientras comes, la sensación de satisfacción será mayor, y esto ayudará también a que te sientas más saciado.

TÉCNICAS DE RESPIRACIÓN Y RELAJACIÓN

Importante: No es adecuado practicar este tipo de respiración más de 4 o 5 veces seguidas.

Respira hondo... Como habrás notado, todo el aire es llevado a la parte superior de tu pecho y se queda en ese lugar. Respiramos hondo cuando queremos hacer un alto, cuando necesitamos un descanso o «un respiro»; y para ello podemos usar la llamada «respiración diafragmática» que permite que nuestra respiración se descargue.

¿De qué se trata? Al respirar hondo inicialmente has llevado el aire a la parte superior de tu pecho, ahora, sin embargo, vas a llenar la parte inferior, la zona del diafragma (como si empujaras el aire hacia tu abdomen). Puedes ayudarte de tus manos: coloca una mano en tu abdomen y nota cómo se eleva. Luego suelta el aire muy lentamente. Imagínate que estás soplando una vela pero procurando no apagarla.

¿Por qué es adecuada la respiración diafragmática?

- Al respirar con el diafragma llevas más oxígeno a tus pulmones.
- Practicar esta respiración hará que te centres en los pasos a realizar y evites respirar de forma acelerada.
- Respirar de forma pausada hará que disminuya el ritmo cardíaco, así como la presión sanguínea y la tensión muscular.
- Repetirte a ti mismo/a palabras como «tranquilidad» o «estoy calmada/o», te ayudará.
- Si quieres controlar el tiempo, puedes contar 3 segundos en la inhalación y expulsar el aire lentamente. Sin embargo, es preferible que te centres en sentir la respiración de forma correcta, más que en poner toda tu atención en el tiempo.
- Este tipo de respiración puede activar tu sistema parasimpático (que es el encargado de reducir la activación cuando nos encontramos en situaciones en las cuales es muy intensa).
- Recuerda que es necesario practicar este tipo de respiración para conseguir realizarla correctamente.
- Es recomendable practicar esta respiración tumbados, de esta forma será más fácil al comienzo, para posteriormente adaptarla a cualquier postura.
- Llegado el momento, cuando notes los primeros signos de que te encuentras en un estado de activación y/o ansiedad, busca un lugar tranquilo y practica la respiración sin esperar a que los signos sean más claros. Si no dispones de dicho lugar, puedes realizar visualizaciones y trasladarte a un lugar seguro de manera imaginada.

¿Sabías que...?

Muchos estudios señalan que un nivel de estrés elevado se relaciona con un mayor índice de masa corporal.

CÓMO DESCANSAR MEJOR

¿Sabías que...?

La calidad del sueño es muy importante y afecta a numerosos aspectos de nuestro día a día. Por ejemplo, afecta al apetito, aumenta la probabilidad del comer nocturno, nos lleva a disminuir el nivel de actividad física, y aumenta la ansiedad y los desequilibrios emocionales.

- Esperar al menos 2 horas después de cenar para acostarse.
- Realizar cenas ligeras.
- Ducharse por la tarde.
- Practicar deporte (un tiempo suficiente antes de acostarse), de modo que la actividad pueda descender lentamente y el cuerpo pueda entrar en reposo.
- Tomar algo caliente antes de dormir (por ejemplo, una infusión).
- No tomar estimulantes (cafeína, teína, chocolate) pocas horas antes de ir a la cama.
- Ventilar bien la habitación.
- Mantener una temperatura adecuada en la zona de descanso.
- Tener un colchón apropiado que permita un buen descanso.
- Realizar alguna actividad relajante justo antes de dormir: leer, escuchar música suave, practicar yoga o meditación, etc.
- Desconectar de las preocupaciones y del estrés antes de dormir. Puedes anotar todo aquello que te preocupe en un papel y revisarlo al día siguiente. Podrás despreocuparte al saber que lo tienes anotado y puedes consultarlo.
- No realizar trabajo intelectual al menos 2 horas antes de ir a la cama.
- Evitar el uso de pantallas (televisión, tablet, móvil, ordenador) unas horas antes de dormir.
- No tener televisión ni espacio de trabajo dentro del dormitorio. La habitación debe asociarse al sueño y al descanso.

¿Sabías que...?

La luz que desprenden las pantallas LED interfiere con la producción de melatonina, una hormona implicada en la producción del sueño.

LA IMPORTANCIA DE MI INTESTINO EN LA SALUD

El intestino, encargado de la absorción de los nutrientes, alberga más de 10 millones de microorganismos (bacterias), 10 veces más que el número de células humanas que tenemos. Es lo que se conoce como **flora o microbiota intestinal**.

Mantener el equilibrio de estas bacterias es fundamental para promover la salud y prevenir enfermedades.

Nuestra salud mental también se verá reflejada en el correcto funcionamiento de nuestro sistema digestivo, por ello es importante que cada síntoma lo relacionemos y vinculemos con nuestras emociones en distintas situaciones.

¿Sabías que...?
El uso frecuente de edulcorantes altera la flora intestinal de forma negativa.

«Todas las enfermedades comienzan en el intestino.»
Hipócrates

Lo más importante para mantener una flora saludable es la diversidad y el equilibrio bacteriano.

Las bacterias intestinales desempeñan un importante y beneficioso papel en el sistema inmunitario.

El uso de probióticos puede ayudar a mantener la flora intestinal, mientras que los antibióticos la destruyen.

Una alimentación inadecuada altera el equilibrio intestinal.

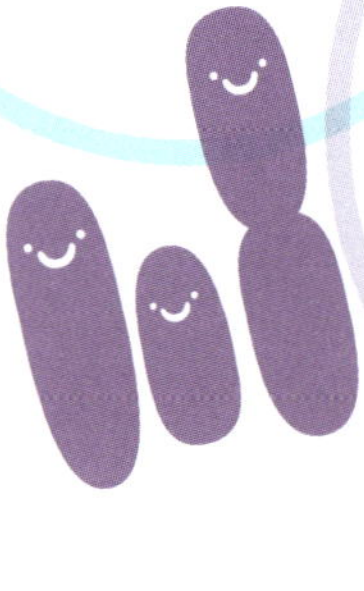

Las alteraciones de la flora intestinal se asocian a enfermedades como Crohn, colon irritable, obesidad, enfermedades neurodegenerativas, etc.

Los hábitos de vida influyen sobre la flora intestinal, favoreciéndola o empeorándola.

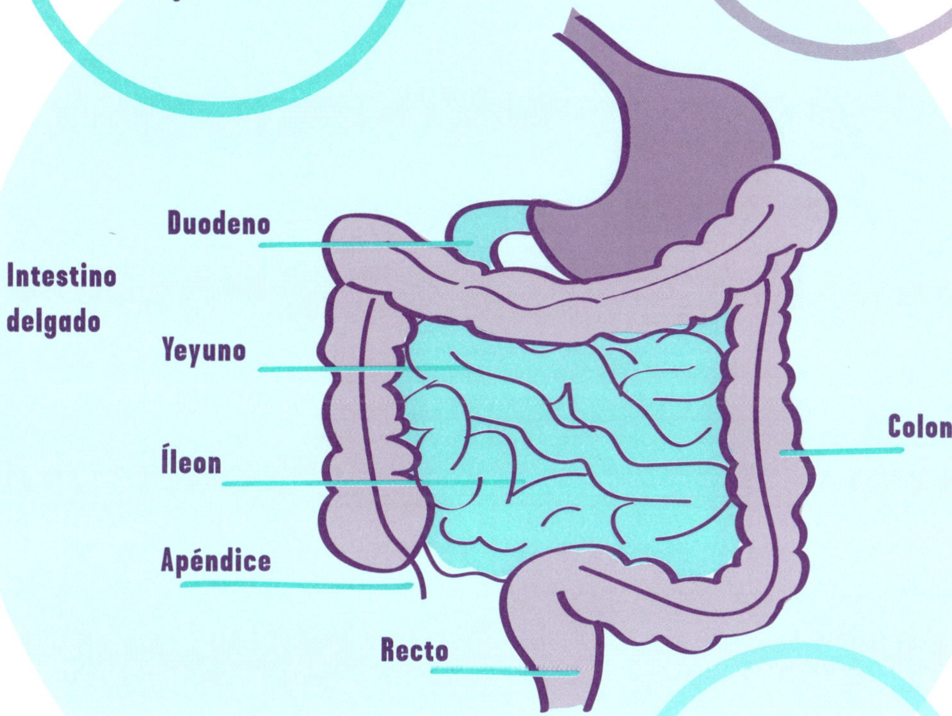

La flora intestinal se adquiere durante el embarazo, el parto y la lactancia materna.

El intestino está conectado con el cerebro a través de terminaciones nerviosas.

GUÍA HACIA LA SALUD:

CÓMO COMENZAR A CAMBIAR TUS HÁBITOS

EL PRINCIPIO DEL CAMINO: ANÁLISIS INICIAL

EL OBJETIVO, PASO A PASO

1. **Haz una lista de pequeñas metas** que te ayudarán a alcanzar tus objetivos e indica qué grado de importancia tiene cada una para ti.

	Nivel de importancia										
	0	1	2	3	4	5	6	7	8	9	10
META 1. Ejemplo: levantarse 30 min antes.											
META 2											
META 3											
META 4											
META 5											

2. **Diseña un PLAN DE ACCIÓN para cada una de tus pequeñas metas y anota para cada acción un RECORDATORIO** (algo que te ayude a recordar que lo debes hacer). Te dejamos la meta 1 como ejemplo.

3. **Marcar las acciones que vayas alcanzando** y, si no las has alcanzado, indicar qué te lo ha impedido.

Analiza la situación y plantéate si hubieras tenido otras opciones viables y satisfactorias para ti. Recuerda que no buscamos la perfección sino el equilibrio y la mejor forma de que el nuevo hábito se instaure en nuestra vida.

	ACCIÓN 1	Recordatorio	ACCIÓN 2	Recordatorio
META 1	Acostarme más temprano	Poner una alarma	Hacer relajación antes de dormir	Programar una música relajante
META 2				
META 3				
META 4				
META 5				

La tabla sigue en la siguiente página.

	META 1	META 2	META 3	META 4	META 5
ACCIÓN 3	Cenar más temprano Cenar con amigos				
Recordatorio	Empezar a preparar la cena mientras los niños están en el baño				
ACCIÓN 4	Tener una actividad que hacer al levantarme				
Recordatorio	Dejar un posit en la mesita antes de acostarme				

4. A lo largo del camino que vas a recorrer, irás superando miedos y alcanzando metas; por ello, **es necesario que elabores una lista sobre diferentes recompensas** que puedas usar cada vez que logres algo que te resultaba impensable.

RECOMPENSAS

Tip

La comida no es algo que debamos usar como recompensa ni castigo. Te recomendamos que hagas uso de recompensas sociales o del cuidado personal: como dedicarte un rato para ver esa película que tanto te gusta o leer ese libro para el que nunca encuentras tiempo, prepararte un baño relajante, quedar con tus amigos, darte un masaje... Intenta que no sea una recompensa material ni esté relacionada con la comida.

5. Nivel de confianza y seguridad. **Anota qué grado de confianza y seguridad en ti mismo/a tienes actualmente para alcanzar tu objetivo.** No te preocupes si es bajo o alto, solo céntrate en tratar de identificarlo y después analizarlo.

Confianza	1	2	3	4	5	6	7	8	9	10

Seguridad	1	2	3	4	5	6	7	8	9	10

¿Qué te ayuda a aumentar la confianza y la seguridad y qué te impide hacerlo?

TE AYUDA	TE IMPIDE

Tip

Si estos parámetros tienen una puntuación baja para ti, debes trabajar en aquellas cosas que pueden aumentarlos y repetir el test al cabo de unas semanas.

EL SEMÁFORO: CONTROLANDO LAS BARRERAS

Imagina una carretera que se dirige hacia tu objetivo. En el camino, te vas encontrando obstáculos, y en cada uno te debes parar. Analiza estos obstáculos e indica si son una fuerte barrera para continuar el camino (VIOLETA); algo que puedes superar, aunque con esfuerzo (MALVA); o situaciones que, aunque supongan una barrera, no te detendrán (VERDE).

Una vez identificados tus obstáculos, y cómo influyen en la consecución de tus logros, será más fácil alcanzar tu objetivo. Los obstáculos no son enemigos, son aliados con los que se debe aprender a caminar sin dejar que te frenen.

Busca la forma de saltarlos o bien de que te afecten lo menos posible en la obtención de tus objetivos.

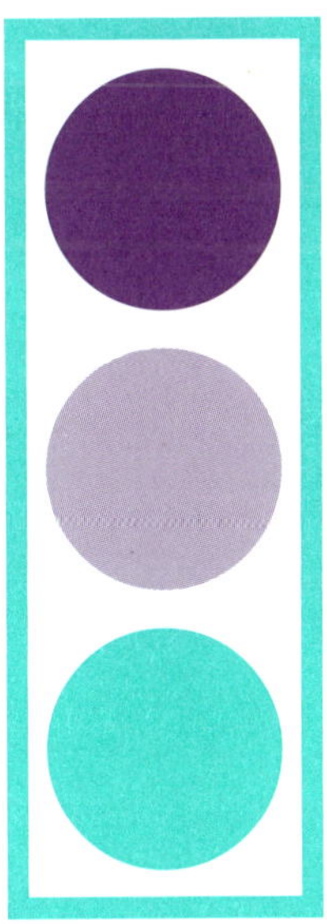

PEQUEÑOS PASOS PARA MEJORAR TUS HÁBITOS

	Paso 1	Paso 2 (Paso 1 +)	Paso 3 (Paso 1 + 2 +)	Paso 4 (Paso 1 + 2 + 3 +)
TIEMPO PARA LA ACTIVIDAD FÍSICA	Sube siempre las escaleras	Ve andando a 2 sitios a los que antes ibas en coche	Haz actividad física el fin de semana con la familia o los/las amigos/as	Practica 2-3 veces a la semana algún deporte que te guste
TIEMPO PARA EL CUIDADO PERSONAL (PARA UNO MISMO)	Úntate crema tras la ducha	Ponte una prenda que te haga sentir guapo/a	Date un baño de espuma	Cambia algo de tu look con lo que ya no te sientas a gusto
TIEMPO PARA TUS AFICIONES	Dedica 30 minutos a la semana a una de tus aficiones	Haz con alguien una actividad que te guste	Recicla algo que no uses y regálalo a un/a amigo/a	Paso 1 + Apúntate al curso que siempre has querido hacer
TIEMPO PARA LA COCINA	Prepara una receta que conoces haciendo alguna modificación	Prepara una receta nueva usando ingredientes diferentes	Prepara una receta usando una técnica que no hayas utilizado antes	Prepara una receta e invita a tus amigos/as o a la familia a probarla
TIEMPO PARA LA FAMILIA	Organiza un desayuno saludable para tu familia	Prepara un plato junto a tu pareja, hijo/a, padres, hermanos...	Ve con tu familia al parque y haced un picnic saludable	Dile a alguien que le quieres, si hace tiempo que no se lo dices
TIEMPO PARA DISFRUTAR	Disfruta de una puesta de sol	Regala algo hecho por ti a alguien	Baila tu canción favorita una vez al día	Cena con alguien a quien consideres especial

Cada paso es un pequeño avance hacia una vida saludable. Continúa caminando...

¿Sabías que...?

Según la OMS, «la SALUD es un estado de completo bienestar físico, mental y social, y no solamente ausencia de enfermedades o afecciones».

ANALIZA TU DESPENSA

Marca los alimentos que hay AHORA en tu despensa.

O FRUTA	O AZÚCAR, MIEL O EDULCORANTES
O VERDURA	O EMBUTIDOS
O LEGUMBRES	O QUESO EN LONCHAS
O SOJA Y DERIVADOS	O SALSAS (MAYONESA, KÉTCHUP)
O LÁCTEOS NATURALES	O MANTEQUILLA O MARGARINA
O FRUTOS SECOS	O EMBUTIDOS
O HUEVOS	O SNACKS SALADOS (PATATAS)
O HORTALIZAS	O HELADOS
O TUBÉRCULOS	O GALLETAS Y BOLLERÍA
O LECHES VEGETALES	O CONSERVAS
O SEMILLAS	O PRECOCINADOS
O CEREALES INTEGRALES	O PAN DE MOLDE
O PLANTAS AROMÁTICAS	O HARINAS REFINADAS
O ESPECIAS	O BEBIDAS AZUCARADAS: ZUMOS Y REFRESCOS
O ACEITE DE OLIVA	O BEBIDAS CON ALCOHOL: CERVEZA, VINO
O AGUA	

Si tienes más alimentos marcados en el cuadro morado que en el verde, te invitamos a revisar tus hábitos alimentarios con ayuda de un profesional de la nutrición.

«Dedícate tiempo a ti mismo/a; tu cuerpo es tu único hogar. Antes de ordenar tu nevera, ordena tu cabeza.»

JUEGO: ¿SABEMOS ELEGIR?

Cuando tenemos algo al alcance de nuestra mano, son muy altas las probabilidades de que nos lo comamos (ya sea más o menos saludable). Si solo disponemos de alimentos saludables, comeremos más sano.

Te proponemos el siguiente juego, que puedes hacer en casa, con amigos/as o en el trabajo, ¡incluso con tus hijos.

Día 1. Pon 3 manzanas y 3 dulces (o algún producto que te guste mucho) en un sitio de paso, visible y accesible. Anota cuánto tiempo dura cada cosa y qué se termina antes.

Día 2. Pon 3 manzanas y 3 plátanos en un sitio de paso, visible y accesible. Anota cuánto tiempo dura cada cosa y qué se termina antes.

Día 3. Pon 3 cuencos con frutos secos y 3 cuencos con chips en un sitio de paso, visible y accesible. Anota cuánto tiempo dura cada cosa y qué se termina antes.

¿Sabías que...?

Consumir alimentos ricos en grasas y azúcares (muy palatables) aumenta las ganas de ingerir alimentos más calóricos y disminuye la sensación de saciedad.

Si está al alcance de tu mano, tendrás más posibilidades de comerlo.

No pasa nada si en algún momento eliges consumir estos productos; sin embargo, facilitar la ingesta de alimentos saludables es algo que puede beneficiar nuestra salud.

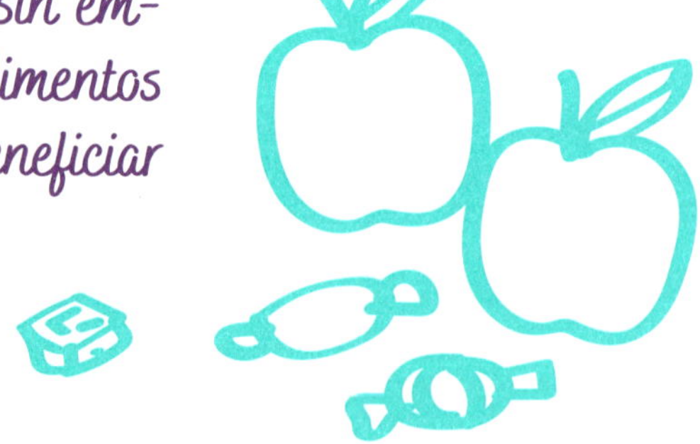

DULCE O SALADO

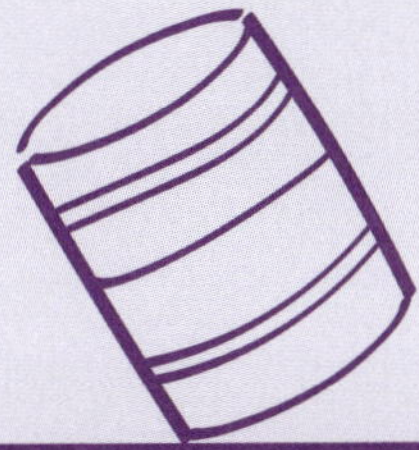

Pesa la cantidad de azúcar de cada alimento que consumas, calculándolo según la información de la etiqueta (véase la p. 55, sobre el etiquetado; o la p. 80, con los nombres del azúcar), y guárdalo en una lata o un bote durante 1 semana.

A los 7 días, no debería haber más de 175 g de azúcar.

¿Sabías que...?

El azúcar blanco, el azúcar de caña, la miel, el sirope de arce, el jarabe de glucosa, el caramelo, etc., aportan las mismas calorías y tienen el mismo efecto sobre el metabolismo, sean o no ecológicos.

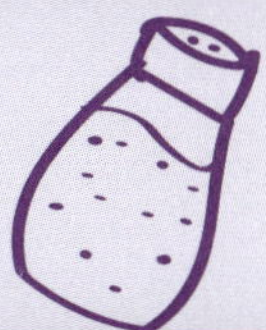

Pesa la sal que contienen los productos que consumes a lo largo de una semana.

A los 7 días, no debería haber más de 35 g de sal.

¿Sabías que...?

El 80 % de la sal que consumimos procede de productos procesados y no del cocinado.

Un abrazo ofrece más beneficios a tu cerebro que una cucharada de azúcar

Nombres del azúcar	En qué alimentos lo has encontrado

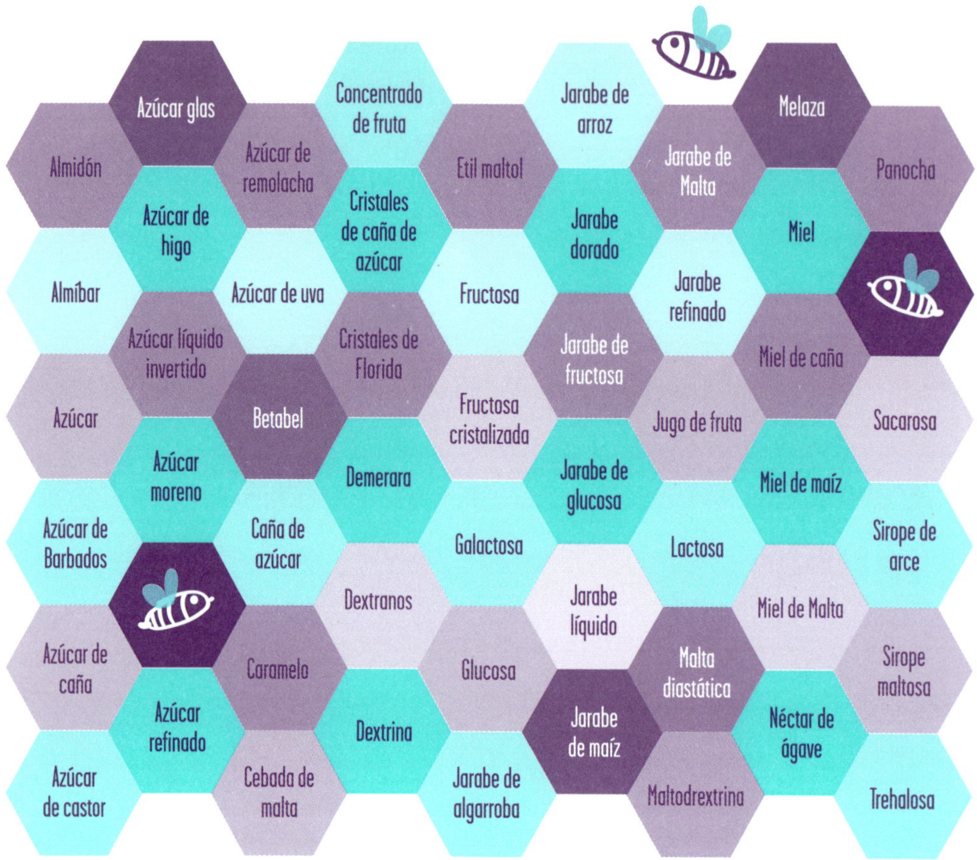

EL ÁRBOL GENEALÓGICO DE LA ALIMENTACIÓN

En una libreta, pon el nombre de tus familiares, y al lado de cada uno de ellos recoge la información que se señala: cómo recuerdas que comen, si practican una actividad física, qué tipo de alimentos ingieren...

Tip *La familia es nuestra mejor escuela. Lo que vemos y vivimos en el ambiente familiar nos influye en nuestra forma de actuar en el futuro; por tanto, es importante prestar atención a cómo actúan nuestros familiares en referencia a los hábitos saludables.*

Cuando nos referimos a la familia, hacemos referencia tanto a familiares directos como a amigos que consideramos parte de nuestra familia. Tú decides quién quieres que forme parte de esta actividad, pero recuerda que deben ser personas con las que hayas compartido o compartas una parte de tu tiempo.

EL RECORRIDO

MIDE TU HAMBRE Y SACIEDAD

Indica en qué nivel de hambre y de saciedad te sitúas en cada momento.

	HAMBRE					SACIEDAD				
Antes de comer	1	2	3	4	5	1	2	3	4	5
Después de comer	1	2	3	4	5	1	2	3	4	5
A las 2 h de comer	1	2	3	4	5	1	2	3	4	5

Tip | *La sensación de saciedad nos ayuda a identificar que no necesitamos ingerir más comida. Para permitir a tu cerebro enviar las señales de saciedad, debes dedicar al menos unos 20 minutos a comer.*

Tip | *Se debe evitar llegar con mucha hambre a las comidas (o quedarse con hambre). Si ese es tu caso, trata de comer algo a media mañana o merendar por la tarde de forma saludable, y toma una fruta de postre.*

«Largo es el camino de la enseñanza por medio de teorías; breve y eficaz por medio de ejemplos.»
Séneca

A continuación, escribe qué emociones o situaciones te conducen a comer más o menos.

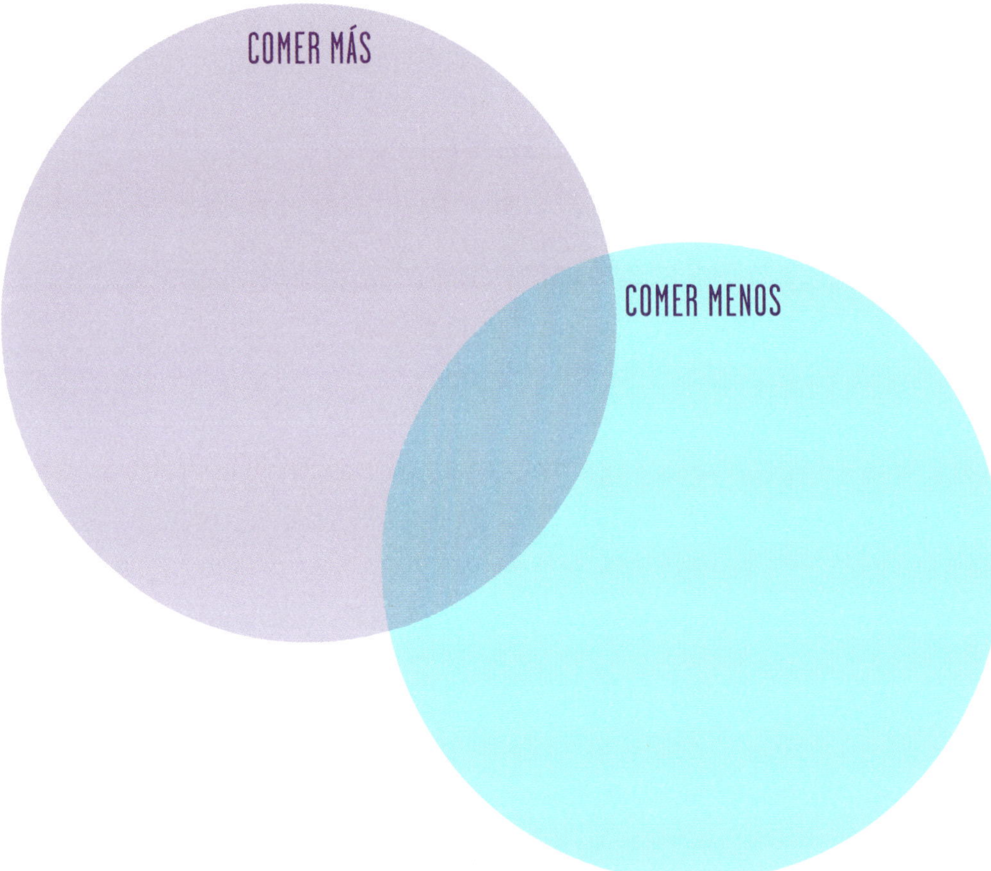

Una vez identificadas, te será más fácil prestar atención a esos momentos que te llevan a modificar tu conducta alimentaria.

¿Sabías que...?

Ciertos alimentos (azúcares, dulces, harinas refinadas) impiden la sensación de saciedad, y otros (fruta, verdura, legumbres, frutos secos, harinas integrales) la favorecen.

PASOS PARA DISMINUIR EL CONSUMO DE AZÚCAR

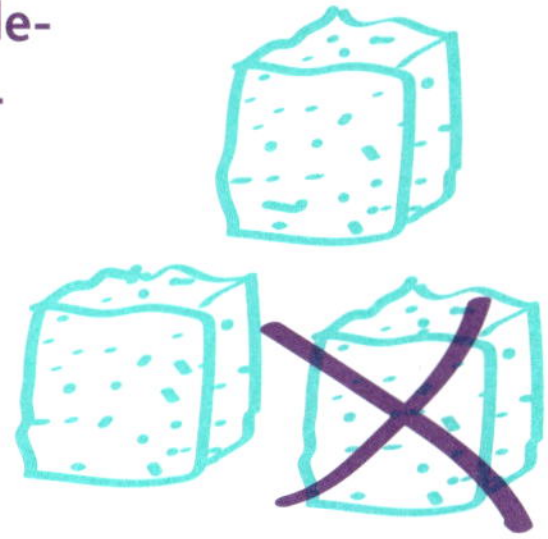

1. **Disminuye una cuarta parte la cantidad de azúcar (o derivados) que añadas al café, la leche o la infusión durante 1 o 2 semanas.** Posteriormente, vuelve a disminuir de nuevo otra cuarta parte, y así hasta disminuir lo máximo posible para ti.
2. **Sustituye el cacao en polvo azucarado por canela o cacao en polvo del 70 %,** y más adelante por cacao puro.
3. **Compra yogures naturales y añádeles tú el endulzante que más te guste.** Ve disminuyendo dicha cantidad progresivamente.
4. **Evita incluir alimentos dulces en tu cesta de la compra** (galletas, pasteles, chocolate, batidos, zumos, refrescos, lácteos azucarados), así como productos light.
5. **Elige siempre el agua como bebida.**
6. **Haz una limpieza en tu despensa** y trata de que los alimentos frescos sean los que predominen.
7. **Si consumes elevadas cantidades de azúcar y sientes que esto es un trabajo complejo y difícil de llevar a cabo, pide ayuda a un profesional de la nutrición.**

Elige siempre alimentos frescos, poco procesados y en su forma natural. No es necesario alcanzar la perfección en todos los productos, solo trata de llegar al más saludable para ti.

Este ejercicio puedes realizarlo con cualquier alimento o producto cuyo consumo desees disminuir.

¿Sabías que...?

Los productos light (bajos en azúcares) suelen contener más cantidad de grasas y otras sustancias que aumentan la apetencia por alimentos más calóricos, además de producir menor sensación de saciedad. Recuerda que los edulcorantes, además, alteran la flora intestinal.

Muchos productos salados también contienen azúcares añadidos para hacerlos aún más palatables.

AMPLIANDO EL ABANICO DE SABORES

Es importante que la alimentación sea variada, dentro de elecciones saludables. Para ello te retamos a que cada semana pruebes, al menos, un nuevo alimento que nunca hayas probado y consigas prepararlo de dos formas diferentes.

Alimento	Forma de preparación 1	Forma de preparación 2

Analicemos ahora los alimentos que no te gustan para buscar alternativas:

Alimento que no me gusta	Cómo lo he probado	Qué no me ha gustado	Cómo lo prepararía

Tips para probar nuevos alimentos

- *Intenta no dejarte llevar por las apariencias, a veces engañan.*
- *Busca recetas que te llamen la atención.*
- *Analiza qué es lo que no te gusta de un alimento o plato: el olor, el sabor, la textura, etc. Esto te ayudará a buscar la mejor alternativa culinaria.*
- *Piensa de qué forma crees que podría gustarte: preparado de otra forma, especiado, mezclado con un alimento que te encante, buscando otras texturas, etc.*
- *Si después de intentarlo sigue sin gustarnos, no pasa nada. El objetivo no es que nos guste todo, sino ampliar nuestro abanico de posibilidades.*

APRENDE A ELABORAR UN PLATO SALUDABLE

¿Sabías que...?

La Universidad de Harvard puso en marcha una nueva guía alimentaria basada en la distribución de los alimentos en el plato para comer de forma equilibrada.

Te proponemos una forma de comer que sea fácil de llevar a la práctica y adaptada a tu día a día, sin pesar ni medir, solo aprendiendo a combinar los alimentos en las proporciones adecuadas.

1. Cómo sueles comer:

a. Plato único

b. Dos platos

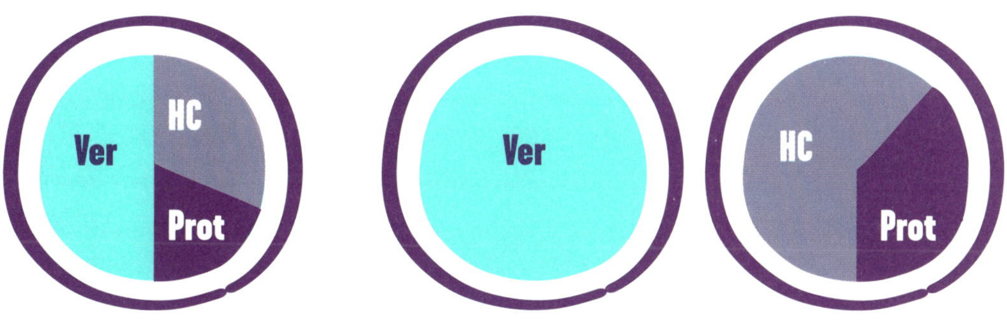

2 . **Elige y combina los alimentos según los colores:**

- Verduras y hortalizas. Elije verduras frescas, de temporada, y combínalas crudas y cocinadas.
- Hidratos de carbono complejos. Consúmelos mejor en su forma integral (cereales y tubérculos).
- Proteínas, de origen vegetal (legumbres, frutos secos, semillas) o de origen animal (huevos, pescado, carne, lácteos).

Aprende a comer de forma saludable con este sistema práctico

- ✓ La mayor parte de la comida debe ser verdura, o al menos la mitad de lo que comas.
- ✓ Elige cereales integrales, que supondrán entre ¼ y ⅓ de lo que comas.
- ✓ El otro ¼ o ⅙ del plato lo conformarán las proteínas (de origen animal o vegetal).
- ✓ Usa aceites vegetales (de oliva, de sésamo, de soja, de maíz o de girasol) para cocinar y evitar los hidrogenados.
- ✓ Para beber, agua.
- ✓ De postre, fruta, y si es de temporada, mejor.
- ✓ Intenta dar color y variedad al plato.
- ✓ Haz tantas combinaciones como quieras, son infinitas.
- ✓ El tamaño del plato dependerá de las necesidades de cada uno.

Lo fundamental para tener en cuenta:

- **Es más importante la calidad de la dieta que la cantidad.**
- **Evita el consumo de productos superfluos, que no es recomendable incluirlos de forma habitual en nuestra alimentación. Si no sabes ubicar un producto en el plato, es que no se recomienda su consumo.**
- **Debes aspirar, sencillamente, a saber comer de forma saludable en cualquier sitio sin necesidad de pesar ni tener grandes conocimientos de nutrición.**
- **Todos los cambios deberás hacerlos de forma progresiva, poco a poco, hasta adaptarlos a ti.**
- **No hay que lograr siempre la perfección, pero procura tender a mantener las proporciones y buscar la calidad de los alimentos.**

Tip | *«No hay que elegir comer menos, hay que elegir comer bien.»*

FRECUENCIA DE CONSUMO DE LOS ALIMENTOS

Bien, ya sabemos cómo y en qué proporciones distribuir los diferentes alimentos en nuestro plato. La siguiente pregunta para poder confeccionar un menú saludable es: **¿con qué frecuencia es recomendable consumir cada grupo de alimentos?**

La frecuencia de consumo de cada grupo de alimentos no es estricta, pues depende de muchos factores, pero puedes tener en cuenta determinadas orientaciones.

L M X J V S D

Fruta	3 veces/día
Verdura	Mínimo 2 veces/día
Cereales y tubérculos	De 3 a 5 veces/día*
Legumbres	De 2 a 4 veces/semana o 1-2 veces/día*
Frutos secos	Incluso 1 vez/día*
Aceites y semillas	De 3 a 5 veces/día*
Lácteos	De 2 a 4 veces/día*
Huevo	De 3 a 7 veces/semana*
Pescado	De 3 a 4 veces/semana*
Carne	De 2 a 3 veces/semana*

Estas son recomendaciones generales. Si tienes una situación especial o concreta, te sugerimos que consultes con un dietista-nutricionista.

*El consumo puede variar en función de la opción alimentaria de cada persona (vegetariana, vegana, etc.).

Tip | *Ningún alimento es imprescindible, salvo la leche materna.*

PENSANDO EN COMER

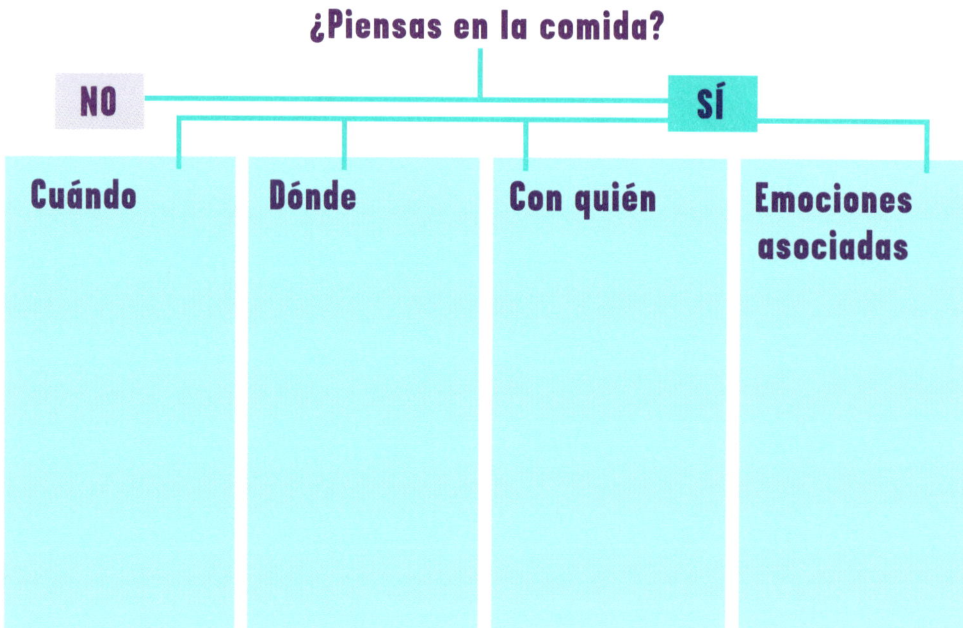

Tip | *La comida es parte de nuestro día a día y se debe pensar en ella en determinados momentos (a la hora de planificar la semana, hacer la compra, cocinar, etc.).*

Identificar si piensas en la comida, y en qué situaciones ocurre, te ayudará a conocer mejor tu relación con la alimentación y a identificar si debes emprender alguna acción que te permita la gestión de la misma.

IDENTIFICANDO LA INGESTA EMOCIONAL

Ya hemos hablado de la ingesta emocional y lo que significa. A continuación, tienes una tabla con algunas de las diferencias entre «hambre emocional» y «hambre fisiológica». Te invitamos a señalar y responder en cada fila la opción que más se asemeje a tu situación.

¿Sabías que...?
Desde 1988 la OMS apoya la investigación multidisciplinar para trabajar los factores sociales y de comportamiento que influyen en la elección de una dieta equilibrada.

	Hambre fisiológica/real	Otro tipo de hambre
¿Han aparecido de repente mis ganas de comer?	Generalmente, el proceso es gradual.	Puede aparecer de forma repentina.
¿Acabo de comer una comida lo suficientemente completa para mí?	Por lo general, si hemos comido lo suficiente, el hambre desaparece.	A pesar de comer lo suficiente, la sensación de hambre puede continuar.
¿Qué sentido se ha despertado en mí?	Puede ser hambre real aislada o mezclada con algún sentido específico: olfato, vista, etc.	En general, se han despertado las ganas de comer por algo que nada tiene que ver con nuestro estómago.
¿Tengo un antojo específico?	Si tenemos hambre real, podemos cubrir nuestra hambre con cualquier alimento o producto.	Exclusivamente, nos sirve un alimento específico o un tipo de alimento/producto.
¿Puedo posponer el momento de comer?	Sí, podemos posponerlo, aunque el hambre irá en aumento.	Se nos hace imposible posponerlo, y debe tener lugar de forma instantánea.

G. Herrero y C. Andrades, *Psiconutrición: aprende a tener una relación saludable con la comida*, Córdoba, Arcopress, 2019.

PREMIOS Y CASTIGOS

A lo largo del diario hemos comprobado cómo a través de asociaciones que comienzan desde que somos muy pequeños/as se empieza a vincular nuestra alimentación, y especialmente determinados productos, con un refuerzo para nosotros: un premio.

Te invitamos a realizar la siguiente reflexión:

¿Qué alimentos suelo comer para premiarme o para sentirme mejor cuando algo ha ocurrido?

¿Qué alimentos tengo «prohibidos»? Elabora una lista

¿Qué está ocurriendo? Al realizar una determinada prohibición de un alimento, se aumenta su valor reforzante y la probabilidad de usarlo como premio. De repente, comer ese alimento y/o producto es «romper la norma», que solo ocurre en acontecimientos importantes, cumpleaños, etc. Al contrario de lo que pudiéramos pensar, no aumenta el placer y disfrute con el mismo, sino que ese supuesto premio se acompaña de culpa y remordimientos ya que ha sido un alimento prohibido y restringido anteriormente.

Ese es el motivo que nos hace animarte a ser FLEXIBLE contigo y con tus hábitos. Recuerda guiarte por un camino saludable con un acompañamiento profesional, pero respetando sus necesidades.

DISFRUTANDO DE LA COMIDA

Indica qué aspectos relacionados con la comida te gustan más y a qué nivel.

Pensar en qué comer	0	1	2	3	4	5
Preparar la lista de la compra	0	1	2	3	4	5
Pensar en las recetas	0	1	2	3	4	5
Cocinar nuevos platos	0	1	2	3	4	5
Preparar la mesa	0	1	2	3	4	5
Comer: - en el trabajo	0	1	2	3	4	5
- solo en casa	0	1	2	3	4	5
- en familia	0	1	2	3	4	5
- con amigos	0	1	2	3	4	5

Tip

Potencia aquellas cosas con las que más disfrutes y practica las que tengan menos puntuación. Busca alternativas sencillas para intentar que tu puntuación aumente: tener un recetario para facilitar el diseño del menú y crear nuevos platos, ir a la compra un día que tengas tiempo para poder elegir nuevos alimentos, elaborar recetas que sean más adecuadas cuando comas de táper, etc.

Valora un plato que hayas preparado y deja que tus comensales lo valoren también.

Comensal 1

Presentación

Olor

Colores

Variedad de alimentos

Sabor

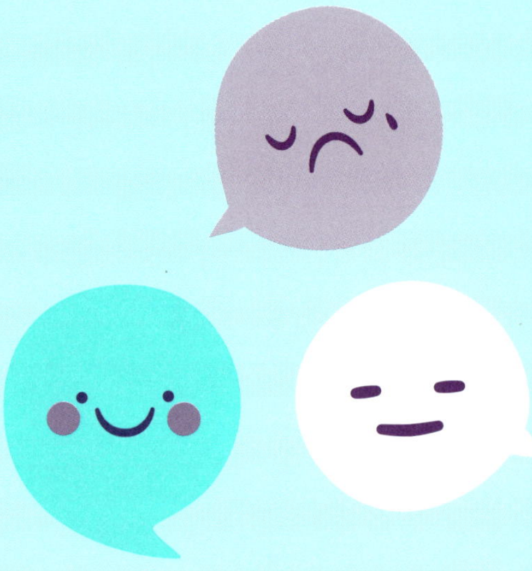

Comensal 2

Presentación

Olor

Colores

Variedad de alimentos

Sabor

Comensal 3

Presentación

Olor

Colores

Variedad de alimentos

Sabor

LA BÁSCULA

Si te pesas a diario, te recomendamos que vayas espaciando los días hasta lograr que la báscula no sea lo primero en lo que piensas al levantarte, o después de una comida. Para ello, te proponemos lo siguiente: intenta pesarte los días marcados.

	L	M	X	J	V	S	D
Semana 1	■	■	■	■	■	■	■
Semana 2	■		■		■		■
Semana 3		■		■		■	
Semana 4	■				■		
Semana 5							■
Semana 6							
Semana 7							■
Semana 8							

Hemos aprendido cómo la báscula puede determinar nuestro estado de ánimo y nuestras sensaciones con el proceso de cambio de hábitos. Por ese motivo, te invitamos a desvincularnos poco a poco de ella y sentir nuestro progreso a través de otras señales.

Por ejemplo, algunas de estas señales pueden ser:

- Nuestros logros semanales.
- Incorporar algún alimento de temporada, sea fruta o verdura.
- Ser capaz de comprender nuestro estado emocional.
- Poder caminar sintiendo menos cansancio.
- Identificar las señales de hambre y saciedad.

Las señales en las que podemos guiar nuestro progreso pueden variar mucho entre distintas personas, por ese motivo, te animamos a comenzar a distanciar los momentos con tu báscula e ir anotando qué sensaciones te permiten medir tu camino.

MIDE TUS PROGRESOS

MI PASADO CON LA SALUD

A continuación, tienes «tu línea de vida». En ella podrás anotar cómo han ido cambiando tus hábitos saludables desde que naciste hasta la actualidad. Por ejemplo, ¿cuándo realizaste deporte la primera vez?; ¿cómo comías de pequeño/a?; y según crecías, ¿qué cambios se fueron produciendo? Recuerda que debes anotar cómo te sentías en las distintas etapas.

Tip *Realizar esta línea de vida te permitirá conocerte mejor e identificar cómo han ido cambiado tus hábitos. Recuerda que debes buscar ayuda profesional, si es necesario, para poder gestionar y trabajar a nivel psicológico los acontecimientos vitales más importantes*

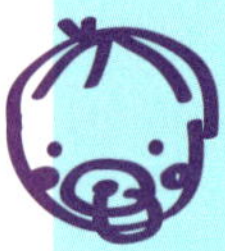

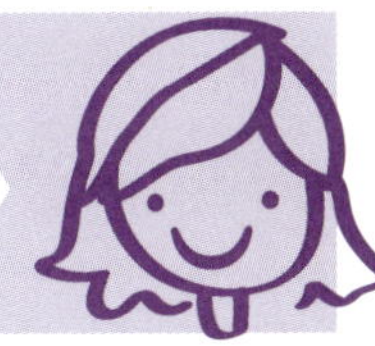

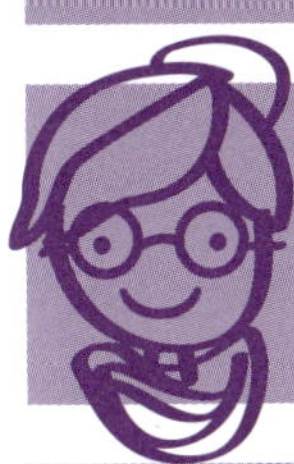

TEST DE ACTIVIDAD FÍSICA

¿Cuántos pasos das cada día? Controla con un podómetro lo que andas a diario y anótalo en la siguiente tabla. Señala con una x los pasos que has dado cada día.

	Día 1	Día 2	Día 3	Día 4	Día 5	Día 6	Día 7
10.000 pasos							
8.000 pasos							
6.000 pasos							
4.000 pasos							
2.000 pasos							
0 pasos							

¿Sabías que...?

La OMS recomienda caminar al menos 10.000 pasos cada día. No basta solo con andar, también es importante la velocidad a la que lo haces.

¿CÓMO ME ENCUENTRO HOY?

A continuación, te dejamos una lista de posibles emociones para animarte a que les prestes atención y un espacio para que puedas reflexionar sobre lo que podrías hacer en cada caso. ¿Con qué emoción te identificas hoy?

Ahora te corresponde a ti explorar qué es lo que más te ayuda en cada emoción.

TRISTE. ______________________________

ABURRIDO. ______________________________

ALEGRE. ______________________________

EUFÓRICO. ______________________________

ILUSIONADO. ______________________________

DECEPCIONADO. ______________________________

ESTRESADO. ______________________________

ANGUSTIADO. ______________________________

ENFADADO. ______________________________

ASUSTADO. ______________________________

AVERGONZADO. ______________________________

SATISFECHO. ______________________________

FRUSTRADO. ______________________________

CULPABLE. ______________________________

ANALIZANDO EL CAMINO

Indica en qué lugar te encuentras hoy en la escalera que te lleva a tu objetivo.

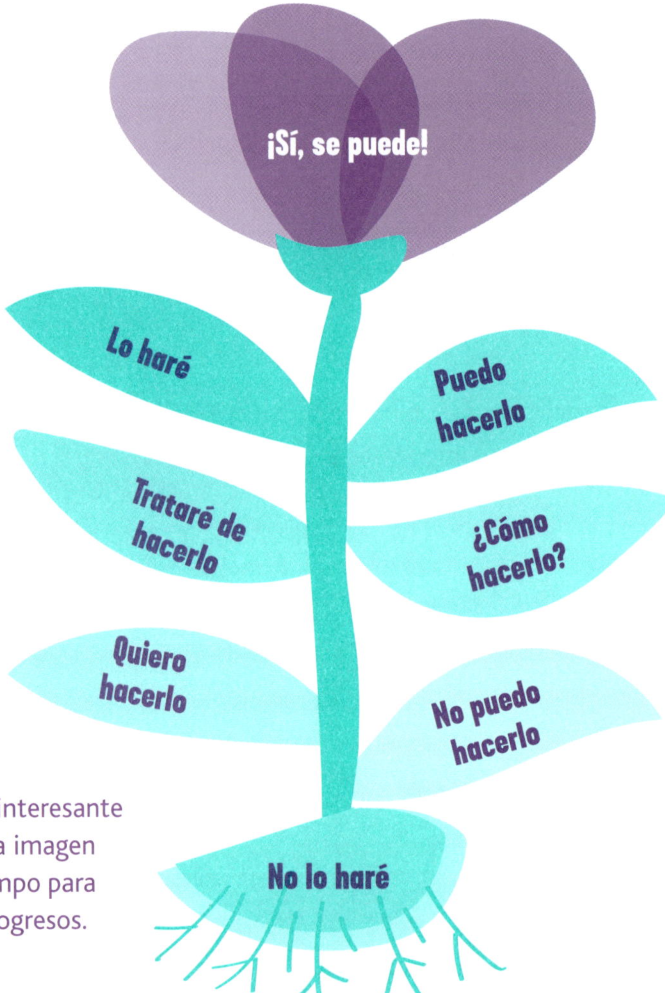

¡Sí, se puede!
Lo haré
Puedo hacerlo
Trataré de hacerlo
¿Cómo hacerlo?
Quiero hacerlo
No puedo hacerlo
No lo haré

Puede resultar interesante que revises esta imagen cada cierto tiempo para observar tus progresos.

Para lograr un objetivo hay que sembrar pequeñas semillas, que irán creciendo si las riegas adecuadamente.

TIRAR LA TOALLA: CUANDO ALGO FALLA

Esta actividad es para cuando sientas que has vuelto atrás.

Los pasitos hacia atrás son habituales en un cambio de hábitos (y la mayoría de los aspectos de nuestra vida). No todo es continuar caminando hacia delante sin girarnos y sin volver hacia lo que ya habíamos superado. Por tanto, no te preocupes si esto ocurre, pero tampoco permitas que te haga abandonar e infravalorar todo lo que llevas recorrido.

¿Cómo te sientes ahora?

____

____

____

¿Cómo te sentías cuando comenzaste a cambiar los hábitos?

____

____

____

¿Qué hacía que te sintieras así?

____

____

____

____

¡Prueba a realizar alguna de esas cosas que hacían que te sintieras motivada/o para el cambio!

EL FINAL DEL CAMINO

CARTA AL FUTURO

Estamos llegando al final del recorrido. Serán muchos los avances y las metas logradas y, por tanto, te proponemos que escribas una carta para ti mismo/a, para tu yo del futuro. En ella, por ejemplo, recuerda cómo has llegado hasta aquí, qué cambios has realizado y lo que han significado; recuerda por qué empezaste a cambiar los hábitos y si ha merecido o no la pena.

Tip | *Guarda esta carta en un sitio seguro, y cuando olvides cómo comenzaste, cuando necesites recordar lo que te motivó para realizar el cambio, solo tienes que leerla y te trasladarás de nuevo al momento actual.*

ANÁLISIS DEL CAMBIO

Hemos llegado al final del camino... y, hayas o no logrado tu objetivo, lo importante es todo aquello que has aprendido y los pequeños cambios que has podido poner en marcha hasta el momento, ¡sean los que sean!

Ahora es importante que valores los cambios que has conseguido.

¿Qué he aprendido?

¿Cómo me he sentido durante el proceso?

¿Qué es lo que me ha resultado más fácil?

¿Y lo más complicado?

¿Qué cosas me gustaría aprender aún?

Describe los logros que has alcanzado.

«La vida no es fácil para ninguno de nosotros, pero ¡qué importa! Hay que perseverar y, sobre todo, tener confianza en uno mismo.»

Marie Curie

HOY HACE UN AÑO...

Hace tiempo que iniciaste este camino hacia una vida saludable... Es el momento de volver atrás y pensar en lo que ha supuesto para ti esta andadura.

¿Qué cosas recuerdo de mi aprendizaje?	¿Qué cosas continúo poniendo en marcha?	¿Qué cosas me gustaría implementar?

Si en algún momento has flaqueado, no te preocupes, es normal. Siempre puedes volver a repasar estas páginas y utilizarlas para continuar en tu camino hacia la salud.

Cualquier intento es todo un éxito.

A veces se gana y otras, se aprende.

PLANIFICACIÓN DE MENÚS Y LISTA DE LA COMPRA

PLANIFICACIÓN DE MENÚS

Recuerda que debes incluir verduras como principal aporte, cereales integrales y proteínas (animales o vegetales) en todas las comidas y en las proporciones adecuadas. De postre, fruta, y para beber... ¡agua!

Rellenar tu plan de comidas es todo un reto, y si además eres capaz de mantenerlo en el tiempo, ¡se convierte en un gran logro!

OPCIONES DE DESAYUNOS:

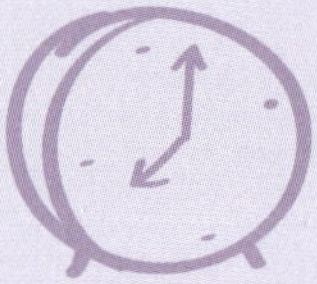

- Fruta, mejor entera
- Bebida (infusión, café, leche o bebida vegetal)
- Cereales integrales: pan tostado, avena o muesli sin azucarar, boniato, etc.
- Grasas: aceite de oliva, aguacate, frutos secos, crema de cacahuetes, tahina, semillas, etc.
- Proteínas: queso, huevo, carne, atún, sardinas, etc.
- Vegetales: tomate, rúcula, pimientos asados, etc.

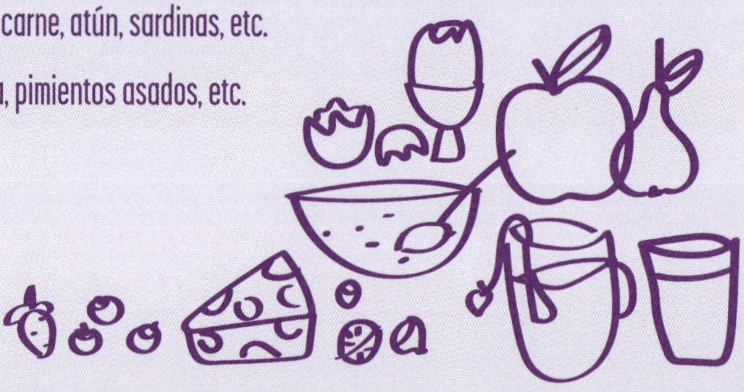

¿Sabías que...?
El alcohol, aunque sea con moderación, no es saludable y es responsable de más de 200 enfermedades.

OPCIONES DE TENTEMPIÉS PARA MEDIA MAÑANA Y MEDIA TARDE:

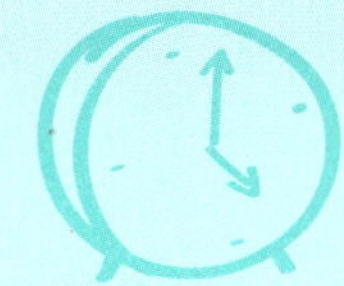

- Fruta
- Lácteos animales o vegetales: yogur, café, kéfir, queso, etc.
    - + fruta
    - + frutos secos
    - + semillas
    - + copos de avena, cebada, centeno
- Minibocadillos integrales
    - Patés vegetales
    - Hummus
    - Crema de cacahuete
    - Aguacate
    - Vegetal
    - Tortilla
- Palitos de zanahoria
    - Hummus
    - Queso crema
    - Patés vegetales
- Tomates cherry
- Dátiles con nueces
- Fruta desecada

MI MENÚ SALUDABLE SEMANAL

	DESAYUNO	ALMUERZO	CENA
LUNES			
MARTES			
MIÉRCOLES			
JUEVES			
VIERNES			
SÁBADO			
DOMINGO			

LISTA DE LA COMPRA

Verdura

Fruta

Legumbres y cereales integrales

Proteínas: carne, pescado, huevos

Frutos secos

Lácteos

Higiene y hogar

¡Cosas que no debemos olvidar esta semana para comer de forma saludable!

RECETARIO DEL CAMBIO DE HÁBITOS

Este es tu recetario personal. No se trata de recopilar recetas porque sí, sino de incluir las recetas que más te gusten, las que más sensaciones te hayan transmitido y las que más cosas te hayan aportado durante este proceso de cambio.

Verduras

Verduras

Legumbres

Legumbres

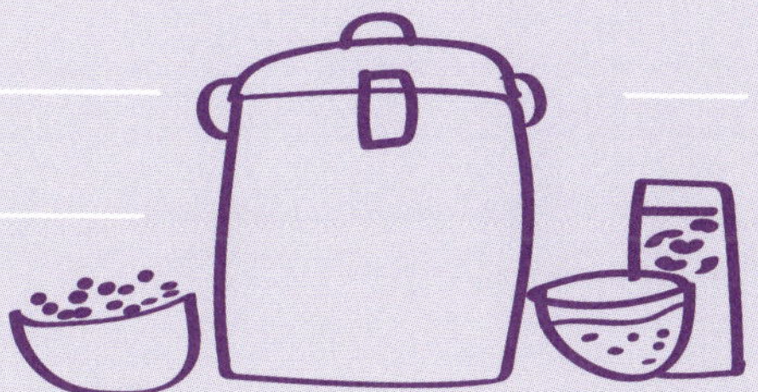

Pastas, arroces y otros cereales

Pastas, arroces y otros cereales

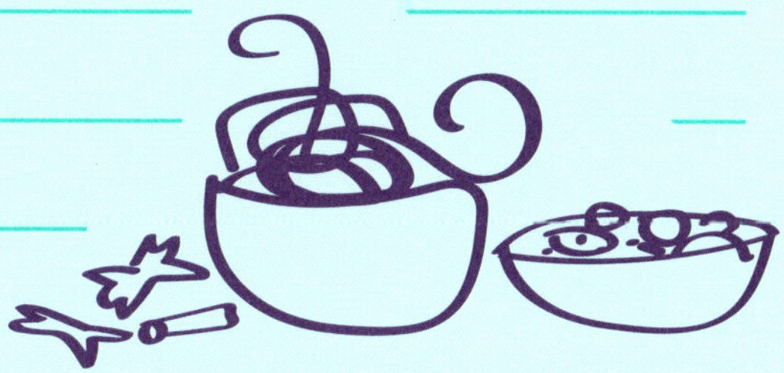

Pescados

Pescados

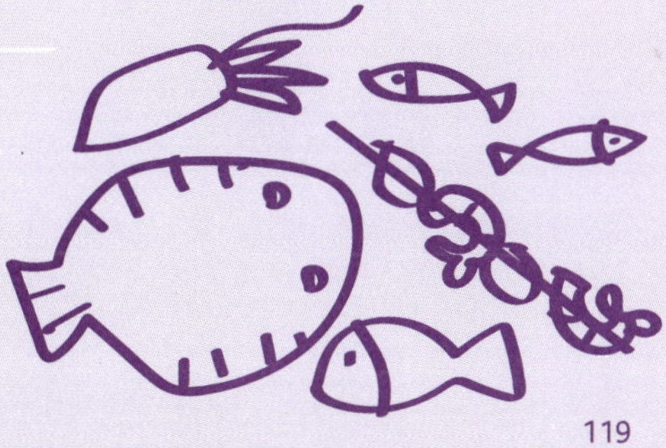

Carnes

Carnes

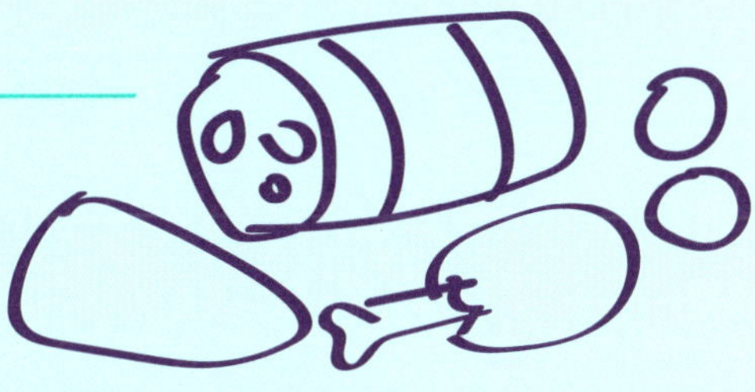

Huevos

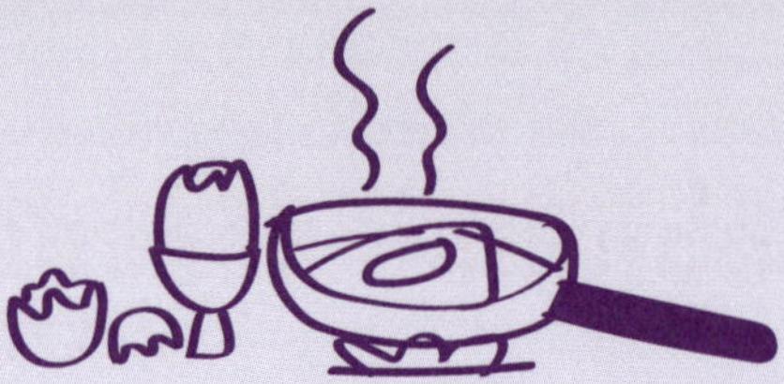

Bebidas caseras

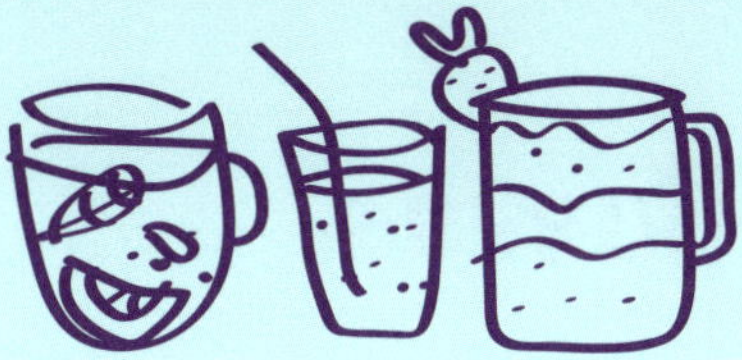

Fruta y postres

Fruta y postres

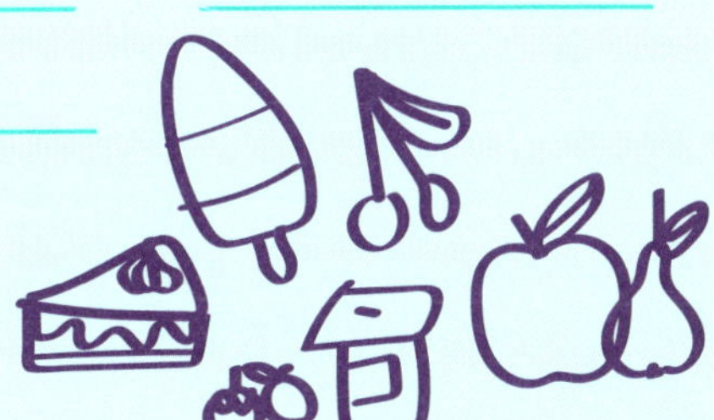

Panes

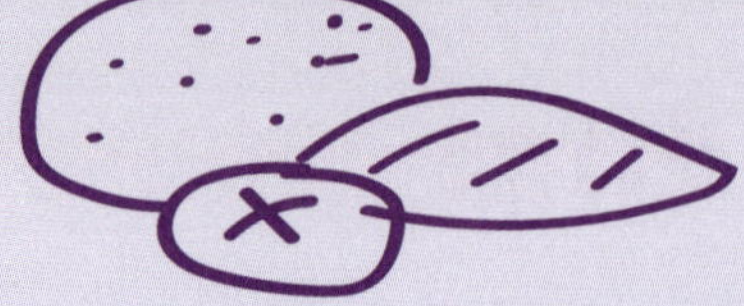

Otros